Aus der ENDO-KLINIK Hamb
Bakteriologische Abteilu:
Leiter zur Zeit des prak
Prof. Dr. med. Lodenkämper

KONZENTRATIONSMESSUNGEN VON
CLINDAMYCIN UND CLINDAMYCIN-GENTAMICIN-KOMBINATIONEN
NACH BEIMENGUNG ZUM KNOCHENZEMENT PALACOS-R
BEI ALLOPLASTISCHEN GELENKOPERATIONEN

DISSERTATION
zur Erlangung des Grades eines Doktors der Medizin
dem Fachbereich Medizin der Universität Hamburg

vorgelegt von

D I E T R I C H   K L Ü B E R
aus Hamburg

Hamburg 1985

GEWIDMET

Herrn Professor Lodenkämper,
Frau Lodenkämper, Frl. Köhne

und allen anderen Mitarbeitern der ENDO-Klinik,
die mich bei meiner Arbeit ideell und praktisch
unterstützt haben

Angenommen von dem Fachbereich Medizin
der Universität Hamburg am 17.02.1987

Gedruckt mit Genehmigung des Fachbereichs Medizin
der Universität Hamburg

Sprecher: Prof. Dr. K. H. Hölzer

Referent: Prof. Dr. K. Mai

Korreferent: Prof. Dr. Dr. W.-J. Höltje

GLIEDERUNG

1. Einleitung

2. Entwicklung der Gelenkersatzchirurgie

3. Die Infektion als folgenschwere Komplikation
   - 3.1 Antibiotika im Knochenzement
   - 3.2 Bisherige Infektionsprophylaxe
   - 3.3 Bisherige Infektionsbekämpfung
   - 3.4 Vorbemerkungen zum Untersuchungsteil
     - 3.4.1 Vorbemerkungen zum verwendeten Knochenzement
     - 3.4.2 Vorbemerkungen zu den verwendeten Antibiotika
   - 3.5 Die Kombination von Antibiotika im Knochenzement

4. Eigene Untersuchungen
   - 4.1 Verwendete Materialien
     - 4.1.1 Knochenzement
     - 4.1.2 Antibiotika
     - 4.1.3 Testkeime
     - 4.1.4 Agar
     - 4.1.5 Hemmhofmeßgeräte
     - 4.1.6 Lösungsmittel
     - 4.1.7 Waagen
   - 4.2 Beschreibung der vorgenommenen Untersuchungen und Methodik
   - 4.3 Ergebnisse
   - 4.4 Diskussion der Ergebnisse
   - 4.5 Zusammenfassung

5. Anhang

Anhang 1/1 - 1/5	Tabelle 3	Tab. Aufführung der Meßwerte
Anhang 1/6	Tabelle 4	Tab. Aufführung der Meßwerte
Anhang 1/7 - 1/10		Standardkurven
Anhang 2/1	Tabelle 5	Aufstellung der untersuchten Mischungen
Anhang 2/2	Tabelle 6	Gewichte der Prüfklötze
Anhang 2/3 - 2/10		Graphische Darstellung zum Text
Anhang 3/1	Tabelle 7	Ausscheidungsmengen und
Anhang 3/2	Tabelle 8	Nachweisbarkeitsdauer
Anhang 3/3 - 3/11	Tabelle 9	Einzelwerte
Anhang 4		Lebenslauf
Anhang 5	Seite 1-4	Literaturverzeichnis

1. EINLEITUNG

In der vorliegenden Arbeit wird die Ausscheidung des Antibiotikums Clindamycin sowie die von Clindamycin-Gentamicin-Gemischen aus dem Knochenzement Methylmethacrylat-Methylacrylat-Copolymer (Palacos) untersucht. Es geht hierbei nicht nur um in-vitro-Untersuchungen, die in ähnlicher Form bereits vorher durchgeführt wurden (14), sondern auch darum, die Serum- und Urinspiegel bei alloplastisch versorgten Patienten über längere Zeit zu bestimmen, um so bessere Angaben und Empfehlungen über die klinische Anwendungsweise geben zu können.

2. ENTWICKLUNG DER GELENKERSATZCHIRURGIE

Die ersten alloplastisch versorgten Gelenke waren die Hüftgelenke. 'Vorreiter' auf diesem Gebiet waren Judet (1946), Moore, Thompson (1950) und Charnley (1958). Erst in den Jahren ab 1965 begann die Hüftendoprothetik, an einzelnen Häusern zur Routineoperation zu werden (Charnley, M. Müller, H.W. Buchholz). In den Jahren 1970 - 1980 setzte sich die Versorgung von Coxarthrosen und frischen Schenkelhalsfrakturen mit Hüftendoprothesen auch an kleineren Kliniken durch. Heutzutage gibt es kaum ein Haus, an dem keine Hüftendoprothesen - wenn auch in äußerst unterschiedlicher Häufigkeit - implantiert werden.

Die Versorgung der anderen Gelenke blieb über lange Zeit die Domäne der Spezialkliniken. Erst Anfang der siebziger Jahre wurden langfristig haltbare Knieendoprothesen entwickelt (Guepar, St. Georg), und zwar als Oberflächenersatz (sogenannte Schlittenendoprothese), wie auch in Form eines totalen Gelenkersatzes (Scharnier- oder Rotationsendoprothese). Die Implantationshäufigkeit von Knieendoprothesen erreicht bisher bei weitem nicht die der Hüftendoprothesen, was sowohl auf das etwas seltenere Vorkommen von Gonarthrosen wie auch auf die noch geringere Erfahrung der Operateure mit diesem Gelenk zurückzuführen ist.

Die alloplastische Versorgung der übrigen Gelenke sollte aufgrund
der seltenen Indikation nur Spezialkliniken vorbehalten sein. Dies
bezieht sich auf Schulter-, Sprunggelenks- und Fingergelenkendo-
prothesen. Ebenso trifft es auf erweiterten Knochenersatz aufgrund
von Defekten und Tumoren zu (Beckenteilersatz, 'Totaler Femur',
Prothesenspezialanfertigungen).

3. DIE INFEKTION ALS FOLGENSCHWERE KOMPLIKATION

Die oben gekennzeichnete Entwicklung und der Fortschritt in der Ope-
rationstechnik führten in zunehmendem Maße zu einem entsprechenden
Ansteigen der mit diesen Operationen verbundenen Komplikationen. Als
wichtigste sei hier die tiefe Infektion genannt.

Die Zunahme der Folgeoperationen nach Gelenkersatz wird künftig aufgrund der immer noch steigenden Operationsfrequenzen und der sich im
Laufe der Zeit ergebenden Spätkomplikationen (Spätinfektion, Locke-
rung) das Entstehen eines weiteren Spezialgebietes innerhalb der
Chirurgie bewirken. Da für die Patienten das Auftreten einer Infektion, im Hinblick auf die stark beeinträchtigte Langzeitprognose des
Gelenkersatzes, von eminenter Bedeutung ist, muß das Anliegen der
Chirurgie darin bestehen, jedwede Möglichkeit zum Absenken der Infektionshäufigkeit zu nutzen.

3.1 ANTIBIOTIKA IM KNOCHENZEMENT

Seit 1969 mischte Buchholz dem Knochenzement (Palacos-R) regelmäßig
Antibiotika zu. Dadurch konnte er seine Infektionsrate von 3% auf 1%
senken (3, 5, 6). Vorausgegangen waren dieser klinischen Anwendung
Versuche von Ruckdeschel (7), Engelbrecht (1) und Hessert (4). Sowohl in den in-vitro- als auch in den klinischen Untersuchungen erwies sich das Gentamycin als sehr geeignetes Antibiotikum, welches
im Knochenzement (nachfolgend mit dem verwendeten Präparat der Firma
Kulzer 'Palacos' bezeichnet) noch jahrelang freigesetzt wurde (1, 3,
8). Kürzliche Proben von Palacos, Knochen und Gewebe bei nachope-

rierten Patienten wiesen noch 10 Jahre nach Implantation des Materials eine deutliche, nachweisbare Gentamicin-Aktivität auf (9). Auch andere Antibiotika werden über längere Zeit aus dem Palacos ausgeschieden, so z.B. Amikacin, Tobramycin, Sisomicin, Oxacillin, Mezlocillin (10), Cephalotin, Clindamycin und Carbenicillin (11), und zwar mit unterschiedlicher Ausscheidungsdauer.

Von äußerster Wichtigkeit bei dem Zusetzen von Antibiotika zum Palacos ist, daß die Wirksamkeit derselben durch vorher zu erstellende Antibiogramme nachgewiesen wird, da sonst unnötigerweise unerwünschte Resistenzentwicklungen der jeweils vorhandenen Bakterien stattfinden, ohne daß ein Beitrag zur Infektionsbekämpfung geleistet wird.

3.2 BISHERIGE INFEKTIONSPROPHYLAXE

Seit 1972 wurde von Buchholz und Mitarbeitern regelmäßig Gentamicin in einer Dosierung von 0,5 Gramm auf 40 Gramm Palacos als Infektionsprophylaxe zugesetzt, wodurch oben erwähnte Reduktion der Infektionsrate erreicht werden konnte. Elson (12), Stöhr (8) und andere Autoren, wie z.B. Charnley, konnten durch eigene Anwendung dieser Dosierung entsprechende Erfolge verzeichnen. Seit einigen Jahren wird von der Firma Merck solch ein Refobacin-Palacos mit dieser prophylaktischen Dosierung serienmäßig hergestellt (nachfolgend mit 'Refobacin-Palacos' bezeichnet).

Wahlig (13) konnte bei solchermaßen operierten Patienten in der ersten Stunde nach der Operation Serumwerte um 1 mg/l sowie Urinaktivität bis 3 Wochen nach der Operation nachweisen, wobei anfangs Konzentrationen zwischen 1 und 9 mg/l, nach ein paar Tagen schnell absinkend auf unter 1 mg/l auftraten. Dies weist - zusammen mit der Gentamicin-Nachweisbarkeit noch nach vielen Jahren in Knochen, Palacos und Gewebe - darauf hin, daß zumindest in den ersten Tagen nach der Operation eine wirksame Konzentration an Gentamicin um das Gelenk herum auftritt. Wie Lodenkämper zeigte (6,9), geht es hierbei nicht nur um direkt intra-operativ eingebrachte Erreger, sondern auch um später in dieses Gebiet einwandernde Keime, die bei Herdinfektionen (Haut, Blase, Gallenblase, Zahnherde) streuen können und so noch nach Jahren unter Umständen eine Spätinfektion bewirken.

3.3 BISHERIGE INFEKTIONSBEKÄMPFUNG

Bei tiefen Infektionen nach Gelenkalloplastiken gab es lange Zeit hindurch nur die Therapiemöglichkeit der Entfernung des Gelenkersatzes (z.B. Girdlestone-Hüfte) oder die der Amputation, bzw. bei blanden Infektionen, die vorwiegend die Weichteile betrafen, die Saugspüldrainage nach Revisionsoperation. Die systematische Gabe von Antibiotika erwies sich selbst nach Austestung durchs Antibiogramm selten effizient. Die Ursache ist darin zu sehen, daß das entzündete Gewebe und der oft schon sehr schlecht durchblutete Knochen nicht mehr durch eine ausreichend hohe Konzentration des Antibiotikums über den Blutweg zu erreichen waren. Nach Einführung des Refobacin-Palacos stellten sich erste Erfolge bei der Infektionsbekämpfung ein. Auch Osteomyelitiden konnten durch Palacosplomben schneller eingedämmt werden. In der zweiten Hälfte der siebziger Jahre setzte man dem Palacos dann auch andere Antibiotika zu, sofern die Keime auf Gentamicin resistent waren. Bei Problemkeimen, bzw. Stämmen, welche sich generell als wenig sensibel erwiesen, wurden auch Kombinationen verschiedener Antibiotika beigement, um so in verzweifelten Fällen alle Möglichkeiten auszuschöpfen (10, 12, 17).

Das Ziel jeglicher Therapie mit Antibiotika sollte es sein - und dies bezieht sich auch auf Beimengungen zum Palacos -, mit sowenig Einsatz von Mitteln und bei Kombination mehrerer Antibiotika unter Nachweis einer positiven und sinnvollen Ergänzung derselben, im Interesse des Patienten, soweit wie möglich die Infektion zu bekämpfen oder beseitigen zu können. Einen Beitrag bei dieser Aufgabenstellung zu leisten, ist das Anliegen der vorliegenden Arbeit.

3.4 VORBEMERKUNGEN ZUM UNTERSUCHUNGSTEIL

Bei unseren Untersuchungen geht es um die Verwendung des Antibiotikums Clindamycin in Kombination mit dem bisher vorwiegend verwendeten Gentamicin als Zumengung zum Palacos bei tiefen Infektionen.

Zu diesem Zweck wird beim ersten Untersuchungsgang das Clindamycin in seiner Wirksamkeit und Abgabe aus dem Palacos mit dem althergebrachten Gentamicin in prophylaktischer Dosierung verglichen (0,5 g auf 40 g Palacos). Im zweiten Untersuchungsgang geht es um das Herausfinden eines möglichst idealen Mischungsverhältnisses von Gentamicin und Clindamycin in in-vitro-Untersuchungen, während dann zuletzt eine so als geeignet herausgefundene Antibiotika-Kombination in ihrer Ausscheidungsdauer- und -höhe an Patienten untersucht wird, bei welchen eine tiefe Infektion vorliegt.

3.4.1 VORBEMERKUNGEN ZUM VERWENDETEN KNOCHENZEMENT

In früheren Untersuchungen erwies sich der Knochenzement Palacos-R als am besten geeigneter Träger im Hinblick auf die Abgabedauer und der erreichbaren Konzentration von Antibiotika (1,2,15). Der Vollständigkeit halber seien noch die beiden anderen, relativ selten verwendeten Zementtypen 'CMW-Bone Cement' und 'Surgical Simplex' erwähnt, die nicht dieses günstige Verhalten aufweisen.

Untersuchungen von Buchholz, Engelbrecht, Hessert und Ruckdeschel sowie Gartenmann et al. (1,3,4,7,19) zeigen weiterhin, daß selbst bis zu einer Gesamtantibiotikabeimengung von 4g auf 40g Palacos maximal 10 % Minderung der Festigkeitseigenschaften des Palacos festzustellen sind. Dies ist bei tiefen Infektionen nach Alloarthroplastik ein vertretbarer Faktor, der bei Palacos-Plomben zur Behandlung 'einfacher' Osteomyelitiden sogar voll und ganz außer Acht gelassen werden kann, da es hier nicht um das Vermeiden von frühzeitigen Prothesenlockerungen sondern nur um eine möglichst hohe Konzentration vor Ort geht.

3.4.2 VORBEMERKUNGEN ZU DEN VERWENDETEN ANTIBIOTIKA

In der Implantatchirurgie zu verwendende Antibiotika müssen folgende Hauptvoraussetzungen möglichst weitgehend erfüllen:

a) Sie können aus dem Palacos ausgeschieden werden

b) Sie müssen infolge der Temperaturentwicklung bei der Palacospolymerisation ausreichend hitzeresistent sein

c) Die Ausscheidung sollte nicht nur über wenige Tage sondern möglichst langfristig erfolgen

d) Eine ausreichend hohe Konzentration im Hinblick auf die MHK der meisten infrage kommenden Keime sollte in den ersten Tagen gegeben sein

e) Keine toxischen Nebenwirkungen unter den zum Tragen kommenden Anwendungsbedingungen

f) Möglichst geringe Resistenzinduktion

g) Breites Wirkungsspektrum

h) Geringe Allergen-Eigenschaften

Aus den Untersuchungen Barops (11) und Pipers (12) geht klar hervor, daß sowohl Gentamicin als auch Clinamycin diese Bedingungen in zufriedenstellender Art und Weise erfüllen. Insbesondere die von Barop beobachtete Eigenschaft des Clindamycins, sich besonders im Knochen anzureichern, spricht für seine Anwendung in der septischen Chirurgie der Osteomyelitiden.

Gentamicin hat ein weites Wirkungsspektrum, welches grampositive wie auch gramnegative Keime umfaßt. Seine Wirkungsweise ist bakterizid, und es ist bei allgemein guter Diffusion wasserlöslich. Bei einer Konzentration von 4 - 6 mg/l wird selbst die MHK mäßig Gentamicin-empfindlicher Keime erreicht (20). Gentamicin ist sowohl bis 100° C hitzestabil als auch unter pH-Werten von 2,2 - 10 voll aktiv. Die in-vivo beobachteten Resistenzbildungen sind sehr gering (4). Durch die Niere werden bis 95% des Gentamicins in aktiver Form ausgeschieden. Bei mit Endoprothesesn versorgten Patienten konnte im Harn eine Ausscheidung bis in die 3. postoperative Woche hinein nachgewiesen werden (13).

Die Konzentrationen erreichten Werte um 1 mg/l bis zu 24,4 mg/l in den ersten beiden postoperativen Tagen. Serumkonzentrationen waren nur am Operationstag und ersten postoperativen Tag mit 0,03 bis 0,5 mg/l zu messen. (Die Werte beziehen sich auf Gentamicin-Beimengung zum Palacos zwischen 0,5 und 2 g auf 40 g). In Gewebe- und Palacosproben wurde bis zu 10 Jahren nach der Implantation noch Gentamicin-Aktivität festgestellt.

Das Clindamycin zeichnet sich als Derivat des Lincomycin (Chlordesoxy-Lincomycin) bei gleichem Wirkungsspektrum durch eine bessere in-vitro-Aktivität aus. Es wird oral schneller und vollständiger resorbiert. Nach den MHK-Werten für unterschiedliche Keimgruppen ist seine Wirkungsintensität um den Faktor 2 - 5 größer (21). Das Wirkungsspektrum entspricht in etwa dem der Makrolid-Antibiotika als vor allem grampositiven Keimen. Die Wirkungsweise ist primär bakteriostatisch bei Konzentrationen, wie sie meist jedoch durchaus erreichbar sind, partiell bakterizid.

Resistenzentwicklungen sind häufig (in bis zu 20% der Staphylokokkeninfektionen) beobachtet worden. Über die Niere wird bei parenteraler Gabe das Clindamycin bis zu 70% ausgeschieden. Bei einer gut erreichbaren Konzentration von 2 mg/l sind mehr als 92% aller infrage kommenden

Keimarten sensibel (22,23). Bei einer nach i.v.-Gabe erzielten Clindamycin-Konzentration im Knochen von 40% des Serumwertes (24) ist dieses Antibiotikum sogar den Penicillinen überlegen (21). Jedoch wird durch die Untersuchungen von Stürmer et al. (24) deutlich, wie vorher schon angeführt, daß die Anreicherung im gesunden Knochen deutlich stärker ist als im infizierten oder gar sequestrierten.

Clindamycin bliebt bei Temperaturen bis 70° C stabil und liegt damit unter den Werten für das Gentamicin, jedoch ebenfalls noch unter der Abhärtungstemperatur des Palacos (25), sofern eine Kühlung durch Spülflüssigkeit beim Abhärtungsvorgang erfolgt, wie dies bei Endoprothesen-Operationen auch üblich ist.

Bereits 1970 wurde an kleinen Palacos-Probeklötzen unter vergleichbaren Bedingungen in-vitro für Gentamicin eine Ausscheidungsdauer von 30 Monaten und für Clindamycin eine von 52 Wochen festgestellt (3). In vivo wurden bisher lediglich Knochenproben im Tierexperiment nach Palacosplomben-Einsatz untersucht und hierbei eine Clindamycin-Aktivität bis mindestens 142 Wochen nach Operation nachgewiesen (11).

Letztere in-vivo-Untersuchungen sind für den Einsatz in der Humanchirurgie von größerer Wichtigkeit und zeigen eine durchaus vergleichbare Ausscheidungsdauer gegenüber Gentamicin. Das p-H-Optimum liegt zwischen 8 und 8,5.

Für beide Antibiotika gilt, daß bisher bei deren Verwendung in der Alloarthroplastik im Palacos keinerlei der bei oraler oder parenteraler Gabe bekannten Nebenwirkungen beobachtet wurden.

Beim Clindamycin ist erwähnenswert, daß es - im Gegensatz zu Gentamicin - auch gegen Anaerobier zum Einsatz kommt. Wie Lodenkämper darlegte, zeigen sich anaerobe Misch- und Monokulturen bei 18% (!) aller tiefen Infektionen nach Hüfttotalendoprothesen (6).

3.5 DIE KOMBINATION VON ANTIBIOTIKA IM KNOCHENZEMENT

Die Kombination von Antibiotika erscheint sinnvoll, sofern dadurch eine Wirkungssteigerung und somit eine effektivere Infektionsabwehr erreicht werden kann.

Man sollte jedoch niemals verschiedene Antibiotika blindlings miteinander kombinieren, da jeder unnütz verabreichte Bestandteil unnötigerweise eine Resistenzentwicklung von Erregern begünstigt. Nur wenn eine Wirkungssteigerung durch eine Antibiotika-Kombination nachweisbar ist, ist ein derartiges Vorgehen gerechtfertigt. Solch ein Verhalten zweier Substanzen bezeichnen wir als Synergismus. Entspricht die Gesamtwirkung lediglich der Wirkung beider Einzelsubstanzen, so sprechen wir von additiver Wirkung oder Indifferenz. Wird durch eine Kombination im Vergleich zu den einzelnen Stoffen ein geringerer Effekt erzielt, handelt es sich um einen Antagonismus, welcher eine Kombination von vornherein verbietet.

Eine Möglichkeit, diese Beziehung zwischen zwei Antibiotika festzustellen, ist die Schachbrett-Technik (26). Wenn wir jedoch von einem generellen Synergismus oder Antagonismus zweier Substanzen sprechen wollen, so ist es im Falle der Antibiotika erforderlich, diese Wirkung an möglichst vielen Erregern nachzuweisen. Gelingt es uns so, bei sehr vielen Keimarten keinerlei antagonistische Wirkung nachzuweisen sondern nur Synergismen oder allenfalls auch Indifferenzen, so dürfen wir beide Antibiotika mit der Absicht kombinieren, eine synergistische Wirkung hervorzurufen.

Im Falle der beiden hier in Betracht kommenden Substanzen Gentamicin und Clindamycin wurden von verschiedener Seite Untersuchungen zu diesem Thema durchgeführt. Es würde hier zu weit führen, wollten wir ein ausführliches Schriftenstudium dieser Untersuchungen betreiben. Daher wollen wir anhand einer Kurzfassung dieser Ergebnisse in Tabellenform über die hier vorliegende Kombinationswirkung berichten:

TABELLE 1

Untersuchungen über die Kombinationswirkung von Gentamicin und Clindamycin

Autor und Quelle	Keimart und Zahl d. Stämme		Synergismus	Indifferenz / Addition	Antagonismus
Adam / Nawrath (16)	Staph. epiderm.	10x	9x	1x	-
Arzneim.-Forsch./Drug	Staph. aur.	10x	8x	2x	-
Res. 31 (II), 8,	E. coli	10x	7x	3x	-
1292 - 98, 1981	Enterococcus	10x	1x	9x	-
Fass et al. (27)	Bakt. fragilis	1x	1x		-
Antimicrob. Ag. and	B. Clostridium	2x	1x	1x	-
Chemotherap. 11/74,	Clostr. perfring.	6x	5x	1x	-
582 - 87	C. histolyticum	1x	1x	-	-
	C. tertium	2x	1x	1x	-
	E. coli	20x	18x	2x	-
	Klebsiella	10x	3x	7x	-
	Enterobacter	7x	2x	5x	-
	Serratia	1x	1x	-	-
	Proteus mirab.	9x	8x	1x	-
	P. vulgaris	2x	2x	-	-
	P. morganii	2x	2x	-	-
	P. rettgeri	1x	1x	-	-
	Pseudomonas	14x	-	14x	-
	Enterococcus	20x	5x	15x	-
Okubadejo / Allen (28)	Staph. aur.	10x	-	10x	-
J. Antimicrob. Chemoth.	Bact. fragilis	10x	10x	-	-
1975, 1, 403 - 09	Proteus mirab.	10x	-	10x	-
	E. coli	10x	-	10x	-
	Pseudomonas	10x	-	10x	-
	Anaerobe Kokken	10x	-	10x	-

<u>Chow et al.</u> (17) CMA Journal 12/76, Vol. 115	Klinische Erfahrungen mit Gentamicin-Clindamycin systemisch (Heilung von 93% aller Patienten). 'Nur' 7% Mortalität bei Sepsis.

Wir stellen fest, daß ein Antagonismus nicht beobachtet wurde, und somit Gentamicin und Clindamycin infolge ihrer günstigen Eigenschaften im Palacos und aufgrund ihres Wirkungsspektrums miteinander kombiniert werden dürfen.

Es muß uns weiterhin interessieren, in welchem Verhältnis beide Antibiotika zugemischt werden sollten. Wie in einer Arbeit über Kombinationen von Tobramycin und Oxacillin (10) gefunden wurde, kommt es je nach dem Verhältnis beider Partner zueinander zu unterschiedlichen Wirkungssteigerungen. Wie bereits schon erwähnt, ist eine Beimengung zum Palacos bis 4 g auf 40 g gut möglich, so daß wir im folgenden unter anderem auch die Ausscheidung verschiedener Antibiotika-Mischungen, wie auch jeweils unterschiedliche Gesamtmengen, welche zugemischt werden, betrachten werden.

4. EIGENE UNTERSUCHUNGEN

4.1 VERWENDETE MATERIALIEN

Methylmethacrylat-Methylacrylat-Copolymer

4.1.1 KNOCHENZEMENT

Knochenzement, Fa. Kulzer, Firmenname: Palacos-R
(im folgenden Text immer als 'Palacos' bezeichnet);
sowie mit 0,5 g Refobacin auf 40 g Palacos angereichert,
Firmenname: Refobacin-Palacos-R
(im folgenden Text immer als 'Refobacin-Palacos' bezeichnet).

4.1.2 ANTIBIOTIKA

a) Gentamicin in 1g-Ampullen-Therapiesubstanz der Firma Merck
   (Aktivität: 633 gamma)

b) Clindamycin (Chlordesoxylincomycin) der Firma Upjohn
   in 1g-Ampullen-Therapiesubstanz
   (Aktivität: 869 gamma)

4.1.3 TESTKEIME

a) Staphylokokkus B 253/81, Gentamicin-resistent und Clindamycin-sensibel;
   MHK 0,2 mg/l (nachfolgend als Staph. C bezeichnet);
   Keimdichte der Bakterienaufschwemmung: 1×10^8 / ml.

b) Staphylokokkus Köhne/81, Clindamycin-resistent und Gentamicin-sensibel;
   MHK 1,0 mg/l (nachfolgend als Staph. G bezeichnet);
   Keimdichte der Bakterienaufschwemmung: 3×10^8 / ml.

c) Sarcina lutea ATCC 9341, Gentamicin- und Clindamycin-sensibel;
   MHK 0,1 mg/l (nachfolgend als Sarcina bezeichnet);
   Keimdichte der Bakterienaufschwemmung: 7×10^7 / ml.

4.1.4 AGAR

Nährboden Merck Nr. 5 mit 1%-igem Zusatz von Glukose. Jeweils 90 ml Agar werden sterilisiert und bei + 4° C gelagert. Vor der Anwendung erfolgt die Verflüssigung im Dampfbad. Zufügen von je 3 ml der Bakterienaufschwemmung und Gießen von jeweils 93 ml dieser Mischung in Rechteck-Glaskuvette (Maße: 15 x 30 cm). Nach dem Abkühlen des Agar auf einer geraden Ebene Stanzen von Löchern mit jeweils 11 mm Durchmesser. Sodann sind die Agarplatten für das anschließende Beschicken mit der zu untersuchenden antibiotikahaltigen Flüssigkeit vorbereitet.

4.1.5 HEMMHOFMEBGERÄT

Firma Hübscher; parallaxenfreie Ablesung; Skaleneinteilung (mit Nonius) zur Ablesung von 0,1 mm als kleinster Maßeinheit.

4.1.6 LÖSUNGSMITTEL FÜR ERSTELLUNG DER STANDARDKURVEN UND DER VERDÜNNUNGEN

a) Sørensen-Phosphat-Pufferlösung pH 7,2

b) Sørensen-Phosphat-Pufferlösung pH 8,0

c) humaner Serumpool, geprüft auf Freiheit von Hemmstoffen

4.1.7 WAAGEN

a) Abwiegen der Antibiotika auf einer Feinwaage Typ Mettler H30/H34 mit 0,001 g als kleinster Einheit.

b) Abwiegen der Palacosklötze und des Palacospulvers auf einer Laborwaage Typ Mettler P 1000 mit 0,1 g als kleinster Einheit.

4.2 BESCHREIBUNG DER VORGENOMMENEN UNTERSUCHUNGEN ÜBER DIE AUSSCHEIDUNG VON CLINDAMYCIN, BZW. CLINDAMYCIN-GENTAMICIN-GEMISCHEN AUS DEM PALACOS

Als erstes wurde die Abgaberate des Clindamycins aus dem Palacos in einer prophylaktischen Dosierung von 0,5 g Clindamycin auf 40 g Palacos in vivo untersucht, um so die Ausscheidungseigenschaften dieses Antibiotikums mit den bereits für Gentamicin vorliegenden vergleichen zu können. Hierzu wurden Konzentrationsbestimmungen in Serum, Urin und Drainageflüssigkeit durchgeführt.

Bei der Untersuchung der Clindamycin-Konzentrationen in Serum, Urin und Drainageflüssigkeit wurden die Blutproben zentrifugiert und das Serum abpipettiert. Die Urinproben wurden filtriert, um ein Wachstum von Fremdkeimen auf den Agarplatten zu verhindern. Die Agarplatten wurden sodann mit jeweils 0,1 ml Probeflüssigkeit beschickt, vier Stunden lang bei Zimmertemperatur zur Vordiffusion stehengelassen und anschließend für 44 Stunden (Sarcina), bzw. 24 Stunden (Staph.) bei 37° C im Brutkasten inkubiert. Dann wurden die Hemmhöfe mit dem Hemmhofmeßgerät auf 1/100 mm genau ausgemessen und die Hemmhofdurchmesser in Clindamycin-Konzentrationen umgerechnet.

Zu diesem Zweck mußten zuvor Eich- oder Standardkurven erstellt werden. Für die Serumbestimmungen verwendeten wir bei den Standardlösungen einen humanen Serumpool und für die Urinproben Sørensen-Phosphatpuffer, auf pH 8 eingestellt, da der Nährboden ebenfalls diesen pH hat und das Clindamycin bei diesem Wert maximal wirkt. Es wurden Clindamycin-Reihenverdünnungen mit 10- bis zu 13-malig bestimmten Einzelwerten hergestellt, diese nach der Hemmhofmeßmethode behandelt (s.o.) und die Standardkurven für Sarcina erstellt.

Die Patientenproben wurden in Doppelbestimmungen auf gleiche Weise untersucht und bei sehr großen Hemmhöfen auch Verdünnungen hergestellt und deren Hemmhöfe gemessen. In einigen Fällen versuchten wir bei fehlendem Hemmhof durch Verdampfen Anreicherungen zu erzielen (nur Urinproben).

Die Meßwerte für Serum und Urin finden sich im Anhang Nr. 3/3 - 3/11 (Tabelle 9).

Bei elf Patienten, welche eine Hüft- oder Knieendoprothese erhielten, wurde dem Palacos 0,5 g Clindamycin auf 40 g hinzugefügt. Drei Patienten wurden nach einigen Tagen aus der Untersuchung wieder herausgenommen, da eine antibiotische Behandlung aufgrund eines Harnwegsinfektes erforderlich war und somit eine alleinige Messung der Clindamycin-Konzentrationen durch Überlagerung mit dem anderen Antibiotikum nicht mehr möglich gewesen wäre.

Folgende Bedingungen wurden bei der Patientenauswahl gestellt:

    a) keine Voroperationen am zu operierenden Gelenk
    b) voraussichtlich komplikationsloser Verlauf chirurgischerseits
    c) kein bakterieller Herd bekannt (Cystitis, Zahnbeherdung)
    d) keine anderweitige Antibiotika-Gaben während der letzten drei Monate
    e) gute Abnahmemöglichkeiten des Untersuchungsmaterials (Venen)

Einer der elf Patienten wurde bei zwei aufeinanderfolgenden Operationen untersucht (Knietotalendoprothese beiderseits).

Im Laufe der Operation wurde das Clindamycin, welches in 1-Gramm-Ampullen bereitgestellt war, ebenso wie die benötigte Menge Palacos unter sterilen Kautelen mit Meßzylindern und Löffelchen abgewogen und dann das Pulver vor Hinzufügen des Monomers gut durchgemischt. Der Implantationszeitpunkt der zweiten Prothesenkomponente wurde jeweils als Ausgangspunkt für die Messungen im Serum festgehalten. Der nicht benötigte Palacosrest wurde abgewogen.

Fünf, zehn, dreißig und sechzig Minuten nach Implantation der zweiten Palacosmenge wurden intraoperativ und eine, drei sowie fünf Stunden postoperativ auf der Intensivstation, venöse Blutproben entnommen. Dann folgten jeweils täglich auf der normalen Krankenstation weitere Blutabnahmen während der ersten Woche. Vom ersten postoperativen Tag an wurde jeweils über 24 Std. der Uhr Urin gesammelt, um so die Ausscheidung des Clindamycins messen zu können. Nach der ersten Woche gingen wir auf zwei-wöchentliche, bzw. ein-wöchentliche Urinproben über.

Aus den tiefen Redondrainage-Flaschen wurden an den ersten beiden postoperativen Tagen Proben von je 10 ml entnommen. Bei dem mit zwei Knieendoprothesen versorgten Patienten erfolgte nach der ersten Operation in der dritten Woche eine Kniepunktion aufgrund einer Ergußbildung. Dieses Punktat wurde ebenfalls auf Clindamycin-Konzentration untersucht.

Außerdem erfolgte vor der Operation die Entnahme von Serum- und Urinleerproben. An Feiertagen und Wochenenden wurden sämtliche Proben bis zur Untersuchung derselben im Kühlschrank bei + 4° C aufbewahrt.

Um die günstigste Mischung einer Gentamicin-Clindamycin-Kombination herauszufinden, stellten wir im zweiten Untersuchungsgang ca. 1 Gramm wiegende Palacos-Prüfklötze durch Abwiegen entsprechender Mengen von Antibiotika und Palacospulver her. Die Monomerkomponente wurde durch Abpipettieren einer entsprechenden Menge zum Pulver hinzugefügt und dann der Palacosbrei angerührt. Sodann formten wir mit Metallrähmchen (Abmessungen 1 x 2 x 0,5 cm) die Prüfklötze. Auf diese Weise wurden standardisierte Prüfklötze gewonnen, deren geringe Gewichtsunterschiede aufgrund bisheriger Erfahrungen für die folgenden Ausführungen vernachlässigbar sind (siehe Anhang 2/2, Tabelle 6).

Eine Aufstellung der untersuchten Mischungen findet sich im Anhang 2/1, Tabelle 5.

Die Untersuchung der hergestellten Prüfkörper erfolgte, da hierbei verschiedene Kombinationen beider Antibiotika untersucht wurden, in einer vom ersten Abschnitt abgewandelten Art und Weise.

Nach Aushärten der Prüfkörper wurden jeweils zwei einer Mischung in 6 ml Sørensen-Phosphatpuffer mit einem pH von 7,2 gelegt. Es wurde dreimal gründlich mit jeweils 6 ml Pufferlösung geschüttelt und die Spülflüssigkeit verworfen. Dann wurden die Reagenzgläser, in denen sich jeweils ein Prüfklotz befand, erneut mit 6 ml Pufferlösung aufgefüllt und die Spülflüssigkeit nach einer, drei, fünf und sieben Stunden gewechselt und diese bei 4°C aufbewahrt. Im weiteren Verlauf wurde die Spülflüssigkeit täglich einmal gewechselt.

In der ersten Woche führten wir mit jeweils 0,1 ml der Spülflüssigkeit den Agar-Platten-Hemmhoftest durch (Beschreibung s.o.). Von der zweiten Woche an wurde die Bestimmung zweiwöchentlich, vom 34. Tag an einmal wöchentlich durchgeführt.

Alle Mischungen wurden auf Sarcina untersucht; die Mischungen 11 - 24, 5 und 10 auch auf beide Staphylokokkenarten, und zwar am 20., 34., 46. und 60. Tag (s. 4.1.3).

Zur späteren Umrechnung auf Antibiotika-Konzentrationen wurden für die beiden Staphylokokkenstämme jeweils Standardkurven für Gentamicin, bzw. Clindamycin erstellt, und zwar mit Sørensen-Phosphatpuffer pH 7,2.

Das Erstellen von Standardkurven für die einzelnen Mischungsverhältnisse ist nicht sinnvoll, da ein im Palacos eingegebenes Mischungsverhältnis der beiden Antibiotika keineswegs in der Spülflüssigkeit erneut auftreten muß. Dies belegen Stichprobenuntersuchungen am 20., 34., 46. und 60. Tag, bei denen keinerlei Gesetzmäßigkeit in den aufgetretenen Antibiotika-Konzentrationen im Hinblick auf ein stetes Verhältnis zueinander erkennbar ist.

Aus diesem Grunde wurden die Hemmhofdurchmesser sowie der zeitliche Verlauf der gemessenen Konzentrationen zum Vergleich der Mischungen untereinander herangezogen. Der Hemmhofdurchmesser korreliert verständlicherweise jeweils mit der Anzahl vernichteter, bzw. am Wachstum gehemmter Keimkolonien.

Im dritten Untersuchungsgang wurde eine hinsichtlich ihrer Abgaberate aus dem Palacos zuvor für günstig befundene Antibiotikamischung beim alloplastischen Gelenkersatz und vorhandener tiefer Infektion in therapeutischer Dosierung in vivo untersucht.

Hierbei handelt es sich in unserem Falle um ein Mischungsverhältnis von 4:1 Clindamycin : Gentamicin. Da aus praktischen Gründen beim Hinzufügen der Antibiotikapulver das Mischungsverhältnis aufgrund der vorgegebenen Gewichtsmengen in den Ampullen eingestellt werden muß, die Ampullen je nach Charge jedoch unterschiedliche Aktivität aufweisen (unterschiedliche Anteile von antibiotisch-nichtaktiver Füllsubstanz), müssen wir nachdrücklich darauf hinweisen, daß in realiter ein vom idealen Mischungsverhältnis, welches im zweiten Versuchsgang mit 3:1 festgehalten wurde, abweichender Quotient entstehen kann. Auf diese Tatsache ist im Grunde bei jeder Operation zu achten, um sich dem Faktor 3:1 möglichst annähern zu können. Dazu ist das jeweilige aktuelle Mischungsverhältnis anhand der Aktivitäten, die den Ampullen aufgedruckt sind, zu errechnen.

So wurde also bei sieben Patienten durch vorherige Punktion, bzw. durch Abstriche sichergestellt, daß die gefundenen Keime im Antibiogramm sowohl Gentamicin- als auch Clindamycin-sensibel waren. Im übrigen galten bei der Patientenauswahl die oben genannten Bedingungen des ersten Versuchsganges.

Dem Palacos wurden Clindamycin und Gentamicin im Verhältnis 3:1 (in Gramm-Pulversubstanz der bereitgestellten Ampullen) beigemischt, wobei die Antibiotika-Gesamtmenge 4 g auf 40 g Palacos betrug. Zwei Patienten wurden nach einigen Tagen aus der weiteren Untersuchung ausgeschlossen, da hier systemische Antibiotikagaben wegen eines Harnweginfektes, bzw. einer Pneumonie erforderlich waren.

Der Abnahme- und Untersuchungsmodus des Proben-Materials entsprach dem des ersten Versuchsganges.

4.3 ERGEBNISSE

Auf der nächsten Seite zeigen wir eine Übersicht der Nachweisdauer des Clindamycins bei den einzelnen Patienten des ersten Versuchsganges. Die errechneten Gesamtausscheidungsmengen finden sich im Anhang unter 1/6, die Einzelergebnisse unter 1/1 bis 1/5. Bei der Berechnung der Gesamtausscheidungsmengen wurde bei fehlendem Sammelurin am 1., 2., bzw. 4. postoperativen Tag der Wert des Vor- oder Folgetages in Form einer korrigierten Urinausscheidung zugrundegelegt (Anhang 1/6). Bei den Berechnungen der Clindamycin-Konzentrationen in der Redonflüssigkeit konnten nur verdünnte Ansätze verwendet werden, da der Hemmhof sonst zu groß und kaum mehr meßbar gewesen wäre. Die Umrechnung der Verdünnungen erfolgte nach der geometrischen Interpolation von Klein (26, S. 95-97).

Eine Ausscheidung des Clindamycins in prophylaktischer Dosierung (erster Versuchsgang) ist bis in die dritte postoperative Woche hinein zu beobachten und mit der angewandten Methode nachzuweisen. Es findet wohl auch weiterhin noch eine Abgabe in den Urin statt, die jedoch aufgrund der geringen Konzentration nicht mehr gemessen werden kann.

Im Serum läßt sich am postoperativen Tag - in einigen Fällen auch noch bis zum 2. Tag nach der Operation - ein Nachweis für das Vorhandensein von Clindamycin erbringen. Bei letzterem handelt es sich um zwei Patienten, bei denen auch sehr hohe Clindamycin-Gesamtausscheidungsmengen im Urin beobachtet wurden (Anhang 1/1, Patient W.B. und Anhang 1/2, Patient E.H.). Im Serum liegen Konzentrationen von 0,26 bis 0,78 mg/l vor, wobei der Mittelwert sämtlicher Serumwerte 0,37 mg/l beträgt.

TABELLE 2   Im Urin, bzw. Blut nachgewiesenes Clindamycin

Patienten		1. Woche	2. Woche	3. Woche	4. Woche	5. Woche	6. Woche	Untersuchung zum Ausscheidungsnachweis beendet am:
A.M.	Blut	+						41. Tag
	Redons	+						
	Urin	+++						
W.B.	Blut	++						
	Redons	+	Bactrim					
	Urin	+++++						
E.T.	Blut	+						31. Tag
	Redons		Bactrim					
	Urin	+++						
A.S.	Blut	+						13. Tag
	Redons	+	+					
	Urin	+++++						
E.G.	Blut	++						34. Tag
	Redons	+++						
	Urin	+++++						
E.H.	Blut	+(+)(+)						56. Tag
	Redons	+						
	Urin	++++++						
H.W.	Blut	++						34. Tag
	Redons	++++		+				
	Urin							
M.P.	Blut	+						30. Tag
	Redons	+++++						
	Urin							
H.B.	Blut	+						
	Redons	+++(+)+						
	Urin							
E.H.	Blut	+	Cystomyacine					16. Tag
	Redons	++++++						
	Urin							
H.-W.S. I	Blut	+			o Kniepunktat			30. Tag
	Redons	+++	+					
	Urin							
H.-W.S. II	Blut							
	Redons							
	Urin	+++						

In der Drainageflüssigkeit wurden Clindamycin-Spiegel zwischen 3,71 und 20,57 mg/l bei einem Mittelwert von 10,96 mg/l gemessen. Im Durchschnitt wurden somit über die Drainageflüssigkeit 6,02 mg Clindamycin ausgeschieden. Bei einer mittleren Clindamycin-Eingabe über das Palacos von 609,17 mg sind dies 0,99 oder annähernd 1%.

Die Urinkonzentrationen lagen naturgemäß in den ersten postoperativen Tagen höher als in den letzten Tagen der Nachweisbarkeit. Die Clindamycin-Spiegel lagen zwischen 0,27 und 28,92 mg/l bei einem Durchschnitt von 2,46 mg/l. Im Mittel wurden 14,05 mg oder 2,31% des über das Palacos eingebrachten Clindamycins über den Urin ausgeschieden. Mithin ergibt sich eine Gesamtausscheidung von mindestens 3,3% innerhalb der ersten drei Wochen nach der Operation.

Bei einem Patienten wurde wegen eines Seroms gegen Ende der dritten postoperativen Woche ein Kniepunktat entnommen. Hierbei ließ sich noch ein Clindamycin-Spiegel von 0,8 mg/l nachweisen (Anhang 1/5, Pat. H.W.I).

Die Ergebnisse der Gentamicin- und Clindamycin-Konzentrationen in den Spülflüssigkeiten der Palacos-Prüfklötze des zweiten Versuches sind graphisch dargestellt und im Anhang unter 2/3 bis 2/10 zu finden. Hierbei sind die Verhältnisse in den ersten Stunden des Versuches (Untersuchung der Spülflüssigkeiten zur ersten, dritten, fünften und siebten Stunde nach Ansatz) sowie der Langzeitverlauf bis zum 60. Tag nach Ansatz berücksichtigt.

Eine Übersicht der Ergebnisse des dritten Versuches mit der Darstellung der Ausscheidungs-, bzw. Nachweisdauer beider Antibiotika in Serum, Drainageflüssigkeit und Urin sowie der Gesamtausscheidungsmengen für die einzelnen Patienten befindet sich im Anhang 3/1 und 3/2. Die Einzelergebnisse für die Gentamicin-, bzw. Clindamycin-Konzentrationen sind im Anhang 3/3 bis 3/11 aufgelistet.

Bei der Ausscheidungsuntersuchung der oben genannten Antibiotika-Mischung in vivo lassen sich beide im Urin über mehr als zehn Monate postoperativ noch nachweisen. Hierbei ist das Clindamycin anteilmäßig weitaus weniger beteiligt, was ebenfalls auf die schon erwähnte Anreicherung im Knochen hinweist.

Auch im Serum lassen sich teilweise bis in den dritten postoperativen
Monat hinein noch Spiegel beider Antibiotika nachweisen. Dies liegt
sicherlich an der großen Menge des dem Palacos zugemischten Antibiotikums, da hier die therapeutische Dosierung 4 g Antibiotikum auf 40 g
Palacos beträgt. Die Serumspiegel reichen bis 16,7, bzw. 0,44 mg/l
(Gentamicin/Clindamycin) mit Serummittelwerten von 3,16, bzw. 0,17
mg/l (Gentamicin/Clindamycin).

Die Spiegel in der Drainageflüssigkeit liegen für Gentamicin, bzw.
Clindamycin zwischen 3,52 und 231,5 mg/l (Gentamicin), bzw. 2,88 und
187,8 mg/l (Clindamycin) mit Mittelwerten von 66,08, bzw. 50,2 mg/l
(Gentamicin/Clindamycin).

Deutliche Antibiotika-Konzentrationen im Urin lassen sich selbst nach
zehn Monaten noch nachweisen. Aus organisatorischen Gründen war es
nicht bei allen Patienten möglich, diese Untersuchungen langfristig
weiterzuführen, da entweder anderweitig zwischendurch Antibiotika ver-
ordnet wurden oder sich eine zweite Endoprothesenoperation anschloß.

Daher ließen wir uns im späteren Verlauf nur noch jede zweite Woche,
bzw. einmal monatlich Urinproben zusenden. So war eine Berechnung der
Gesamtausscheidung nur während der ersten postoperativen Woche mit ver-
läßlichen Werten möglich, denn auch ein Sammelurin ließ sich im späteren Verlauf, wenn die Patienten schon entlassen waren, nicht mehr täglich gewinnen.

Die Gentamicin-, bzw. Clindamycin-Spiegel im Urin erreichten Werte bis
154/8,78 mg/l (Gentamicin/Clindamycin) bei Mittelwerten während der
ersten postoperativen Woche von 17,9/1,75 mg/l (Gentamicin/Clindamycin).

Die Ausscheidung über den Urin betrug in den ersten sieben Tagen durch-
schnittlich 170/18 mg (Gentamicin/Clindamycin), bzw. 18,5%/0,5% - in Bezug
auf die Gesamteingabe über das Palacos (Gentamicin/Clindamycin). Somit
wurden insgesamt über Drainagen und Urin in der ersten postoperativen
Woche 22,4%, bzw. 0,9% des eingegebenen Gentamicin, bzw. Clindamycin
wieder ausgeschieden.

4.4 DISKUSSION DER ERGEBNISSE

Zusammenfassend kann festgestellt werden, daß sich das Clindamycin im Palacos sehr ähnlich wie das Gentamicin verhält (vergleiche dazu die Arbeiten von Wahlig und Buchholz (13). Die Ausscheidungsdauer und die erreichbaren Konzentrationen im Serum und Urin sind mit denen des Gentamicins in vivo etwa vergleichbar. Da Wahlig in seinem Patientenkollektiv jedoch nicht nur Patienten hatte, die die prophylaktische Dosierung von 0,5 Gentamicin auf 40 g Palacos sondern bis zu 2 g erhielten, scheint zumindest von diesem Gesichtspunkt aus das Clindamycin eher vorteilhafter zu sein. Die Gesamtausscheidung des Clindamycins beträgt in dem beobachteten Zeitraum jedoch die Hälfte von der des Gentamicins (13). Dies könnte die bisherigen Untersuchungen über die starke Anreicherung des Clindamycins im Knochen erhärten. Reichert sich dort mehr Antibiotikum an, wird entsprechend weniger ausgeschieden. Dies scheint die Ursache für die prozentual erhöhte Gesamtausscheidung des Gentamicins zu sein, welches in dieser Hinsicht dem Clindamycin offenbar unterlegen ist.

Des weiteren können wir belegen, daß das Clindamycin in der angewandten prophylaktischen Dosierung von 0,5 g auf 40 g Palacos zu Serum- und Urinspiegeln führt, die mindestens in den ersten postoperativen Wochen hoch genug sind, um die meisten grampositiven Kokken sowie fast alle Anaerobier auszuschalten, welche sich im Blutkreislauf passager aufhalten könnten (29, 30).

Vor Ort des Geschehens - in Prothesennähe nämlich - liegen die Clindamycin-Spiegel natürlich höher (siehe Drainage-Werte Anhang 1/6), so daß wir hier auch eine lokale Wirksamkeit erreichen. Ob wie beim Gentamicin noch Jahre nach der Erstimplantation einer Prothese antibiotische Aktivität nachweisbar ist, muß anderen Untersuchern vorbehalten bleiben, jedoch liegen keine ersichtlichen Gründe vor, warum dies nicht auch beim Clindamycin der Fall sein sollte.

Bei einem Patienten ließ sich diese Annahme inzwischen bestätigen: im Juli 1984 wurde der Patient H.B. (dritter Versuchsgang) wegen tiefer Infektion am Hüftgelenk erneut operiert. H.B. hatte im Januar 1983 wegen tiefer Infektion die Beimischung Clindamycin/Gentamicin 3 : 1 zum Palacos erhalten (Anhang 3/5 - 3/6).

Im Juli 1984, also ein Jahr später, ließ sich noch eine deutliche Clindamycin-Aktivität in den Gewebeproben von Femurschaft und Pfannenlager sowie im Palacos nachweisen.

Die jetzt durch einen Keimwechsel von Staphylokokken auf Streptokokken zustande gekommene Infektion ist durch eine schlechte Abwehrlage zu erklären (chronischer Alkoholiker). Auch der 'Multitest' ergibt als Indikator für die zelluläre Abwehr eine Anergie (Firma: Institut Mérieux).

Da die später erreichbaren Konzentrationen des Clindamycins unter der MHK der meisten Stämme liegen, ist kaum mit der Entstehung resistenter Formen zu rechnen, wenngleich beim Clindamycin die Wahrscheinlichkeit dafür höher ist als beim Gentamicin. Einen Nachteil mag man dem Clindamycin in der prophylaktischen Dosierung jedoch vorhalten: gramnegative Erreger, welche nach Hunter und Dandy (31) in 20% aller tiefen Infektionen am Hüftgelenk anzutreffen sind, werden nicht erfaßt, es sei denn, sie sind anaerob. Eine derartige Wirkungsbreite besitzt aber Gentamicin.

Wir kommen zu dem Schluß, daß fakultativ auch das Clindamycin in prophylaktischer Dosierung einen Platz in der Endoprothetik einnehmen könnte, da es gleich gute, wenn nicht sogar günstigere Eigenschaften im Palacos entwickelt wie das Gentamicin. Gegen seinen Einsatz in der Prophylaxe spricht die etwas größere Resistenzinduktion und auch das Nicht-Erfassen der gramnegativen-aeroben Erreger (E.coli, Proteus, Aerobacter, Pseudomonas, Enterokokkus). Nach Lodenkämper sind diese Keime zu etwa 25% an den tiefen Infektionen in der Endoprothetik beteiligt (6).

Wir halten das Clindamycin - quasi als eine der letzten Waffen - bei nachgewiesener Infektion für die Therapie in Reserve. Daher vermeiden wir auch, bei 'banalen' Infekten, z.B. in der Bereichen der Urologie, Dermatologie und HNO-Kunde, das Clindamycin bei bereits endoprothetisch versorgten Patienten einzusetzen, um Resistenzbildungen vorzubeugen.

Kommen wir nun zur Diskussion der Ergebnisse des zweiten Versuchsganges, bei dem in vitro die Ausscheidung von Gentamicin und Clindamycin aus Palacosprüfklötzen gemessen wurde.

Wenn wir zuerst die Ausscheidung in den ersten Stunden (Anhang 2/3 - 2/6) betrachten, so fällt als erstes auf, daß bei den geringeren Antibiotika-Mengen von 1 - 3 g auf 40 g Palacos eine deutliche Zunahme der Hemmhofdurchmesser bei Steigerung der Gewichtsmengen stattfindet. Beim Sprung von 3 g auf 4 g / 40 g Palacos ist jedoch eigentlich kein wesentlicher Unterschied der Ausscheidungskurven-Bande mehr zu sehen. Die Hemmhofdurchmesser liegen alle zwischen 3,5 und 6,7 cm. Vereinfacht könnten wir folgern: Ob 3 g oder 4 g Antibiotika dem Palacos zugefügt werden (pro 40 g Palacos), macht im Endeffekt keinen großen Unterschied.

Das zweite, was uns auffällt, ist, daß alle Mischungen - bis auf die Mischung '90% Gentamicin + 10% Clindamycin' - günstiger in der Ausscheidung verlaufen als die Einzelsubstanzen. Dies trifft in jeder 'Gewichtsklasse' zu. Am günstigsten und ohne starke Schwankungen verlaufen in den relevanten Gewichtsklassen 3 g und 4 g die Kurven der Mischungen 2 : 1 und 3 : 1 (Clindamycin/Gentamicin). Diese sind den Einzelsubstanzen deutlich überlegen, was die unter 3.5 besprochene synergistische, bzw. additive Wirkung unterstützt.

Richten wir nun unser Augenmerk auf die Langzeitausscheidung (Anhang 2/7 - 2/10). Hierbei erkennen wir, daß der Kurvenverlauf bei Zufügen geringer Antibiotikamengen insbesondere für reines Clindamycin günstiger ist. Je mehr Antibiotikum jedoch hinzugefügt wird, umso tiefer verlagert sich die Ausscheidungskurve des reinen Clindamycins unter die der 50 : 50 - und 90 : 10 - Mischungen. Ähnliches gilt für reines Gentamicin, dessen Ausscheidungskurve bei 1 g Antibiotikum auf 40 g Palacos noch über der der 10 : 90 - Mischung verläuft, um bei 3 g und 4 g Antibiotikum auf 40 g Palacos unter diese abzusinken und so am tiefsten von allen Ausscheidungskurven zu liegen.

In den für uns wichtigsten Gewichtsklassen 3 g und 4 g Antibiotikum auf 40 g Palacos liegen wie bei der Frühausscheidung die Kurven der 3 : 1 - und 2 : 1 - Mischung am günstigsten und schwankungsfreiesten (Clindamycin : Gentamicin) (Anhang 2/9 - 2/10).

Die Wechselwirkung und Wirkungsverstärkung zwischen Gentamicin und Clindamycin läßt sich außerdem noch durch eine andere Betrachtungsweise deutlich machen. Anhand der am 20., 34., 46. und 60. Tag berechneten Antibiotika-Konzentrationen lassen sich bei Vergleich einer entsprechenden Gewichtsmenge Gentamicin, bzw. Clindamycin Aussagen über die vorteilhafteste Mischung machen. Am günstigsten ist dies beim Gentamicin in Bezug auf 1 g Gentamicin auf 40 g Palacos darzustellen, indem die Konzentrationsverläufe des Gentamicins bei den einzelnen Mischungen miteinander verglichen werden. Dies ist in der Abblildung 1 zu sehen.

Wir erkennen hier, daß das Gentamicin in der Mischung 2 : 1 (Clindamycin : Gentamicin) eine etwa 35-fache Wirkungssteigerung erfährt, wenn man die Konzentrations-Verlaufskurven miteinander vergleicht. Bei der Mischung 3 : 1 wäre der entsprechende Faktor etwa 10 - 20.

Wir wollen nun dasselbe für das Clindamycin durchführen (siehe Abbildungen 2 und 3). Hier wird für Clindamycin aus der Mischung 2 : 1 - verglichen mit reinem Clindamycin bei gleichem Gewichtsanteil - eine annähernde Verdoppelung der Konzentrationen deutlich; in der Mischung 3 : 1 ist dieser Faktor bis auf den 34-Tage-Wert nahezu gleich.

Zusammenfassend bleibt festzuhalten, daß unsere Ausscheidungsuntersuchungen in vitro die bisherigen Untersuchungen anderer Forschungsgruppen zum Synergismus zwischen Gentamicin und Clindamycin unterstützen (16, 17, 32, 33, 27). Beim Vergleich unterschiedlicher Antibiotika-Mischungen schneiden in den relevanten Gewichtsklassen von 3 g, bzw. 4 g Antibiotika-Beimengung zum Palacos die Mischungen 3 : 1 und 2 : 1 (Clindamycin : Gentamicin) am besten ab, was auch dem bisherigen klinischen Eindruck entspricht. Trotz der um 1 Gramm erhöhten Antibiotika-Beimengung in der Mischung 3 : 1 scheint uns diese aufgrund der uns vorliegenden Ausscheidungsverläufe gegenüber der 2 : 1 - Mischung nicht wesentlich vorteilhafter zu sein.

Wie Abbildung 4 zeigt, sind auch die Hemmhofdurchmesser der 2 : 1 - Mischung kaum kleiner als die der 3 : 1 - Mischung. Auch die Gentamicin-Konzentrationen beider Mischungen zeigen im Verlauf keine großen Unterschiede (Abbildung 5).

1g-Äquivalenzmengen Gentamicin — Abbildung 1

Konzentrationsverläufe bei verschiedenen Mischungen

ca. 35x

ca. 10-20x

aus 2:1 (Clinda./Genta.)

aus 50:50 (Clinda./Genta.)

aus 3:1 (Clinda./Genta.)

aus 100% Genta.

0,9 g aus 10:90 (Clind./Genta.)

Eine Achse logar. geteilt von 1 bis 1000, Einheit 90 mm, die andere in mm

x-Achse: 10, 20, 30, 40, 50, 60 Tage

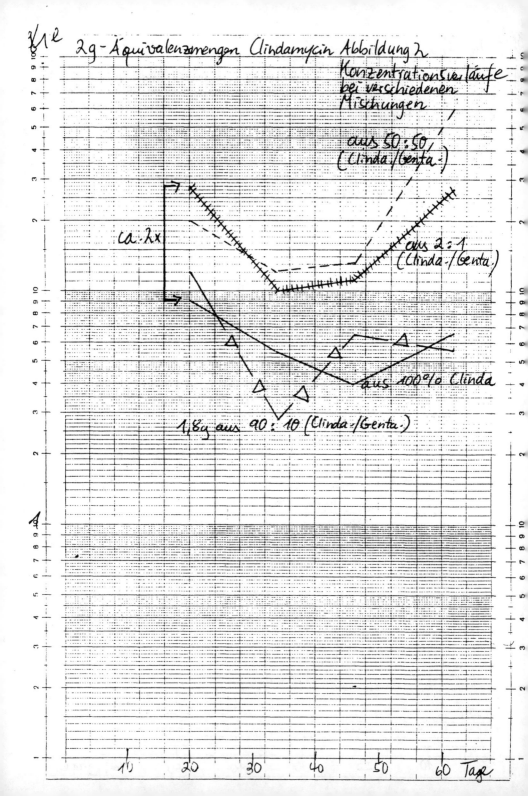

3g-Äquivalenzmengen Clindamycin — Abbildung 3

Konzentrationsverläufe bei verschiedenen Mischungen

aus 3:1 (Clinda./Genta.)

2,7g aus 90:10 (Clinda./Genta.)

aus 100% Clinda

Tage

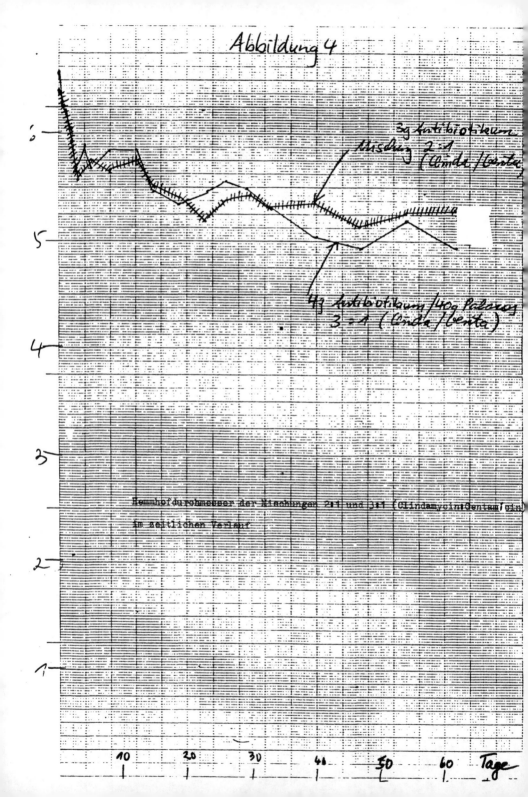

Abbildung 4

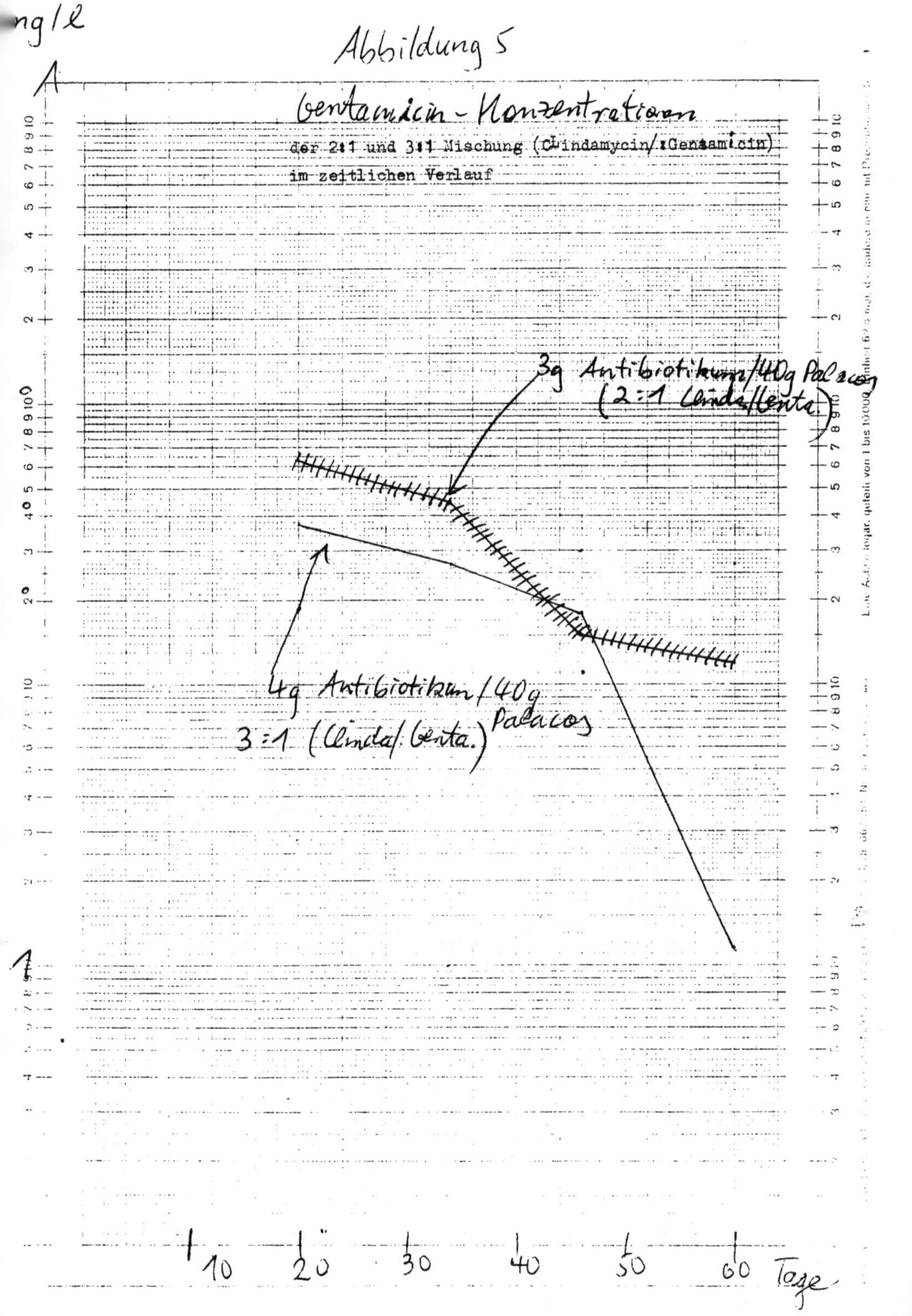

ng/l

Abbildung 5

Gentamicin-Konzentrationen
der 2:1 und 3:1 Mischung (Clindamycin/:Gentamicin)
im zeitlichen Verlauf

3g Antibiotikum/40g Palacos
(2:1 Clinda/Genta)

4g Antibiotikum/40g Palacos
3:1 (Clinda/Genta.)

10 20 30 40 50 60 Tage

Für die praktische Anwendung am Patienten bei tiefer Infektion ist es nach den bisherigen Erörterungen nicht wesentlich, ob man die 3 : 1 - oder 2 : 1 - Clindamycin/Gentamicin-Mischung zum Einsatz bringt.

Aus der theoretischen Überlegung heraus, durch Erzeugen eines größeren Antibiotikum-Depots eine längere Ausscheidungsdauer zu erzielen, würden wir jedoch die 3 : 1 - Mischung (Clindamycin/Gentamicin) bevorzugen, auch wenn dadurch die Konzentration der Antibiotika im Blut, Urin und vor Ort nicht erhöht werden kann, denn selbstverständlich ist eine möglichst langfristige Ausscheidung bei derartigen Infektionen nach Gelenkersatzoperation und bei Osteomyelitiden wünschenswert.

Die oben angeführten Ergebnisse wollen wir nun zusammenfassen und feststellen, daß die in dieser Untersuchung verwendete Mischung der beiden Antibiotika Gentamicin und Clindamycin eine langfristige Schutzwirkung hinsichtlich des Nicht-Wiederauftretens einer Infektion hat.

Besonders hervorzuheben ist hier aber auch die Serumkonzentration für beide Antibiotika, die sich ebenso über viele Wochen beobachten läßt (Anhang 3/4 - 3/10). Soweit uns bekannt ist, konnten derart langfristige Serumspiegel, welche außerdem noch über der MHK der meisten infrage kommenden Erreger liegen, bei keinem anderen bisher untersuchten Antibiotikum im Palacos nachgewiesen werden - weder bei Tobramycin-Trompa (10), Gentamicin-Wahlig (13), noch bei Clindamycin, Carbenicillin, Cephalotin-Barop (11) -. Die Konzentrationen in der Drainageflüssigkeit zeigen deutlich, daß auch vor Ort, sogar bei infizierten Weichteilen, durchaus ausreichend hohe Antibiotika-Spiegel anzutreffen sind.

Aufgrund der überschlagmäßig errechneten Gesamtausscheidungsmengen müssen wir annehmen, daß selbst nach Jahren noch - so wie beim Gentamicin in prophylaktischer Dosierung - im Palacos und Knochen eine Eigenaktivität beider Antibiotika festzustellen sein wird. Warum dennoch manchmal eine derartige Antibiotikakombination eine tiefe Infektion nicht zu beseitigen vermag, ist eine der nächsten Fragen, die sich stellt.

Erklärungen sind zum Beispiel in schneller Resistenzbildung der Keime, bzw. einer schlechten Abwehrlage des gesamten Organismus mit verminderter Widerstandsfähigkeit zu suchen.

Hier sind nunmehr Überlegungen anzustellen, die in das große Gebiet der Immunologie gehören und daher von uns nicht weiter verfolgt werden sollten.

Aufgrund unserer bisherigen klinischen Erfahrungen scheint bei der
Vermeidung von Spätinfektion jedoch das Erkennen und rechtzeitige Ausschalten von Fokalherden, welche zu bakterieller Streuung führen können, extrem wichtig zu sein.

Ob andere Mischungen mit einem anderen als dem hier betrachteten Verhältnis von 4 : 1 (Clindamycin/Gentamicin) zu höheren Konzentrationen und längerer Ausscheidungsdauer führen, bleibt anderen Untersuchern vorbehalten. Anregungen hierzu kann u.U. der zweite Untersuchungsgang dieser Arbeit geben, bei dem in vitro die 3 : 1 - Mischungen auch gute Ergebnisse im klinischen Berech versprechen (siehe bitte auch Erläuterung zum Mischungsverhältnis S. 16).

4.5 ZUSAMMENFASSUNG

In der vorliegenden Arbeit wird gezeigt, daß das Antibiotikum Clindamycin bei der Verwendung im Palacos in der Endoprothetik in prophylaktischer Dosierung durchaus dem bisher dafür verwendeten Antibiotikum Gentamicin vergleichbare pharmakokinetische Eigenschaften aufweist.

Weiterhin wird bei in-vitro-Ausscheidungsuntersuchungen der Synergismus zwischen beiden Antibiotika bestätigt. Unterschiedliche Mischungen beider Substanzen werden bei der Anwendung in therapeutischer Dosierung (tiefe Infektion nach Gelenkersatz) in ihrer Wirksamkeit miteinander verglichen.

Hierbei wird eine über mehr als zehn Monate anhaltende Ausscheidung beobachtet sowie über mehrere Wochen ein meßbarer Serumspiegel beider Substanzen festgestellt.

Es folgt dann die Untersuchung der hervorragenden Mischung am Patienten mit tiefer Infektion und die Bestimmung der Antibiotika-Konzentrationen sowie Ausscheidungsmengen derselben.

Somit kann die verwendete 3g+1g-Mischung (Clindamycin/Gentamicin) bei 4 g Gesamtantibiotika-Beimengung zu 40 g Palacos bei Vorliegen einer tiefen Infektion mit Erregern, welche auf beide Substanzen sensibel sind, zur Therapie dieser of lebensbedrohlichen Komplikation nach alloplastischem Gelenkersatz empfohlen werden.

ANHANG 1/1   TABELLE 3

Patient		Mengen (ml)	Clindamycin (mg / l)
A.M.	Serum 5' p.o.		0,48
	Serum 10' p.o.		0,5
	Serum 30' p.o.		0,44
	Serum 1h p.o.		0,34
	Serum 3h p.o.		0,36
	Serum 5h p.o.		0,27
	Drain	200	3,71
	Urin 2. Tag	1800	0,58
	Urin 3. Tag	1500	2,36
	Urin 4. Tag	1050	0,27
	Urin 6. Tag	1000	0,95
W.B.	Serum 30' p.o.		0,39
	Serum 1. Tag p.o.		0,26
	Serum 2. Tag p.o.		0,29
	Drain 1. Tag p.o.	200	13,6
	Drain 2. Tag p.o.	140	13,2
	Urin 1. Tag	700	26,43
	Urin 2. Tag	1430	1,28
	Urin 4. Tag	950	1,22
	Urin 5. Tag	800	1,26
	Urin 6. Tag	1200	0,72
E.T.	Serum 5' p.o.		0,78
	Serum 10' p.o.		0,39
	Serum 30' p.o.		0,47
	Serum 1h p.o.		0,43
	Serum 3h p.o.		0,34
	Urin 2. Tag	900	1,02
	Urin 3. Tag	1850	1,04
	Urin 4. Tag	700	3,20

A N H A N G 1/2

Patient		Mengen (ml)	Clindamycin (mg / l)
A.S.	Serum 30' p.o.		0,48
	Serum 2h p.o.		0,39
	Drain	280	4,29
	Urin 2. Tag	980	3,28
	Urin 3. Tag	1860	0,74
	Urin 4. Tag	790	1,90
	Urin 5. Tag	500	0,46
	Urin 6. Tag	850	3,68
	Urin 17. Tag	700	0,95
E.G.	Serum 5' p.o.		0,35
	Serum 10' p.o.		0,34
	Serum 30' p.o.		0,39
	Serum 1h p.o.		0,32
	Serum 3h p.o.		0,35
	Serum 5h p.o.		0,32
	Drain 1. Tag	500	9,65
	Drain 2. Tag	240	10,42
	Urin 1. Tag	2200	3,28
	Urin 2. Tag	1550	1,62
	Urin 3. Tag	1000	0,95
	Urin 4. Tag	1000	0,40
E.H.	Serum 5' p.o.		0,51
	Serum 10' p.o.		0.40
	Serum 30' p.o.		0,35
	Serum 1h p.o.		0,37
	Serum 3h p.o.		0,41
	Serum 5h p.o.		0,40
	Serum 1. Tag		Ø meßbar
	Serum 2. Tag		Ø meßbar

A N H A N G 1/3

Patient		Mengen (ml)	Clindamycin (mg / l)
Forts.			
E.H.	Drain	350	20,57
	Urin 2. Tag	1400	28,92
	Urin 3. Tag	1500	5,84
	Urin 5. Tag	800	0,84
	Urin 6. Tag	800	0,52
	Urin 7. Tag	750	0,69
	Urin 8. Tag	980	0,58
H.W.	(Im Serum nichts nachweisbar)		
	Drain OP-Tag	150	17,86
	Drain 1. Tag	200	13,12
	Drain 2. Tag	50	3,87
	Urin 2. Tag	1000	2,40
	Urin 3. Tag	900	1,91
	Urin 4. Tag	700	1,57
	Urin 21. Tag	1700	0,57
E.He.	(Im Serum nichts nachweisbar)		
	Drain	300	6,94
	Urin 2. Tag	950	5,96
	Urin 3. Tag	800	3,34
	Urin 4. Tag	500	1,09
	Urin 5. Tag	500	0,95
	Urin 6. Tag	750	0,95
	Urin 7. Tag	750	3,68
	Urin 9. Tag	900	3,21

ANHANG 1/4

Patient		Mengen (ml)	Clindamycin (mg / l)
M.P.	Serum 10' p.o.		0,33
	Serum 30' p.o.		0,33
	Serum 3h p.o.		0,38
	Serum 5h p.o.		0,35
	Urin 1. Tag	800	?
	Urin 2. Tag	1000	0,95
	Urin 4. Tag	1200	1,00
	Urin 5. Tag	900	0,95
	Urin 6. Tag	800	0,66
	Urin 7. Tag	1100	0,62
	Urin 8. Tag	900	0,58
H.B.	(Im Serum nichts nachweisbar)		
	Drain	250	11,68
	Urin 2. Tag	900	1,35
	Urin 3. Tag	1050	2,06
	Urin 5. Tag	800	1,43
	Urin 6. Tag	750	0,80
	Urin 7. Tag	1000	0,86
	Urin 4. Tag	fehlt	?
H.W.I.	(Im Serum nichts nachweisbar)		
	Drain subcutan	1270	8,33
	Drain tief	830	20,24
	Urin 1. Tag	2000	0,95
	Urin 2. Tag	1600	1,15
	Urin 4. Tag	550	0,77

ANHANG 1/5

Patient	Mengen (ml)	Clindamycin (mg / l)
Forts.		
H.W.I. Urin 7. Tag	600	0,72
Urin 13. Tag	850	0,51
Kniepunktat 26. Tag		0,80
H.W.II		
(Im Serum nichts nachweisbar)		
(Toknep)		
Drain	190	6,97
Urin 2. Tag fehlt		?
Urin 3. Tag	1100	5,10
Urin 4. Tag	1050	0,95
Urin 5. Tag	1400	0,78

ANHANG 1/6   TABELLE 4

Clindamycin-Gesamtausscheidung der untersuchten Patienten

Patient	nachgewiesene Ausscheidungsdauer (Tage p.o.)	über Palacos eingegebenes Clindamycin (mg)	bezogen auf Körpergewicht (mg/kg)	im Urin nachgewiesenes Clindamycin (mg)	korrigierter Wert (fehlende Tage) (mg)	in Drainagen nachgewiesenes Clindamycin (mg)	Insgesamt ausgeschiedenes Clindamycin (mg)
A.M.	6	483	11	5,8	5,8	0,7	6,5
W.B.	6	535	7,6	28,1	29,9	4,6	34,5
E.T.	4	550	10,2	5,0	5,0	nicht untersucht	/
A.S.	17	428	7,9	10,1	10,1	1,2	11,3
E.G.	5	521	8,4	11,0	11,0	7,3	18,3
E.H.	8	420	7,0	51,4	52,1	7,2	59,3
H.W.	21	1268	14,1	6,2	6,2	5,5	11,7
E.He.	16	1189	9,9	15,7	15,7	2,1	17,8
M.P.	8	521	9,9	5,5	6,3	nicht untersucht	/
H.B.	7	666	7,7	6,0	8,15	2,9	11,05
H.W.I	13	1100	13,6	5,0	5,0	27,4	32,4
H.W.II	5	700	8,6	7,7	13,3	1,3	14,6

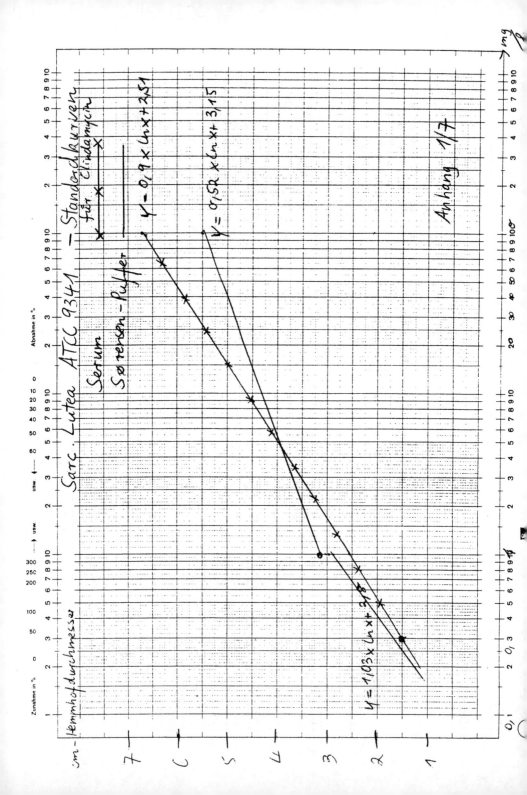

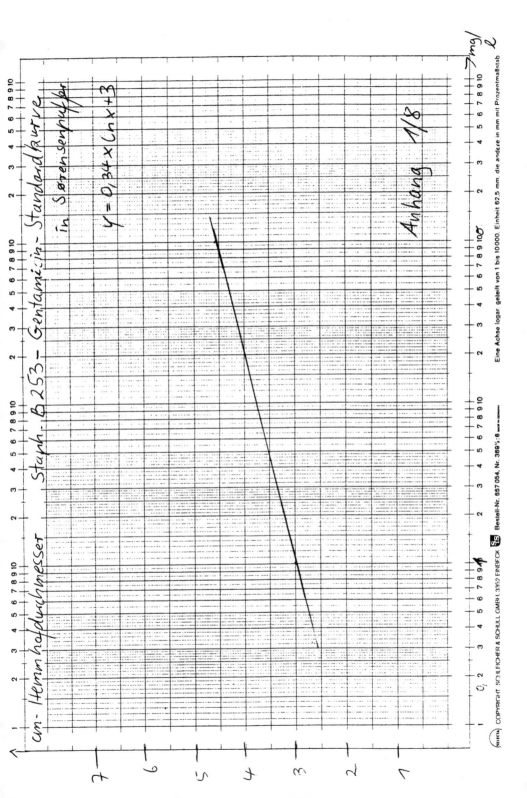

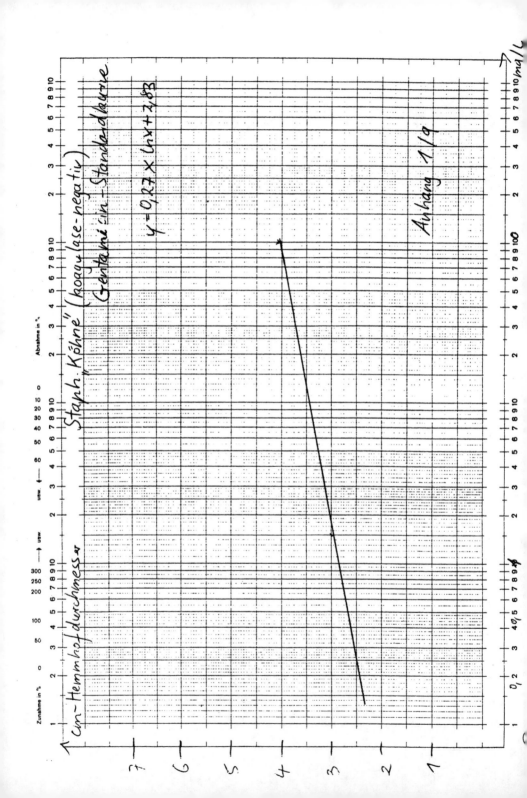

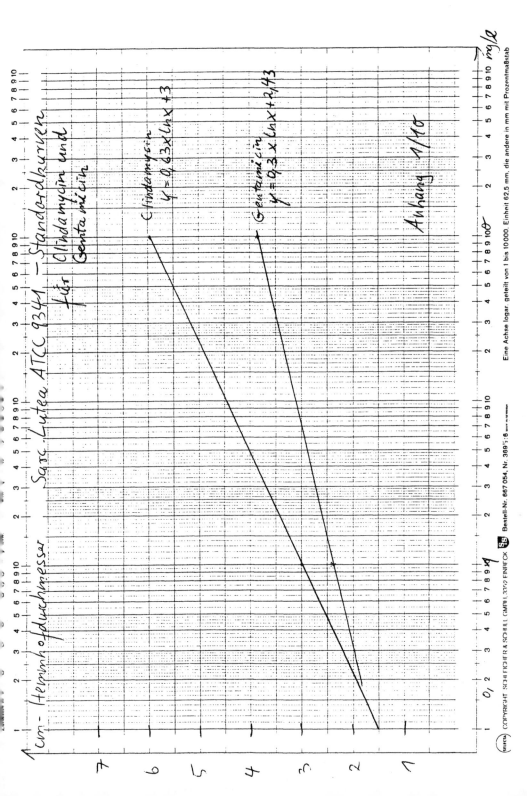

ANHANG 2/1   TABELLE 5

Aufstellung der untersuchten Mischungen

Nr. 1	1,0 g Gentamicin	auf 40 g Palacos
Nr. 2	2,0 g Gentamicin	auf 40 g Palacos
Nr. 3	3,0 g Gentamicin	auf 40 g Palacos
Nr. 4	4,0 g Gentamicin	auf 40 g Palacos
Nr. 5	1,0 g Gentamicin + 3,0 g Clindamycin	auf 40 g Palacos
Nr. 6	1,0 g Clindamycin	auf 40 g Palacos
Nr. 7	2,0 g Clindamycin	auf 40 g Palacos
Nr. 8	3,0 g Clindamycin	auf 40 g Palacos
Nr. 9	4,0 g Clindamycin	auf 40 g Palacos
Nr. 10	2,0 g Clindamycin + 1,0 g Gentamicin	auf 40 g Palacos
Nr. 11	0,5 g Clindamycin + 0,5 g Gentamicin	auf 40 g Palacos
Nr. 12	1,0 g Clindamycin + 1,0 g Gentamicin	auf 40 g Palacos
Nr. 13	1,5 g Clindamycin + 1,5 g Gentamicin	auf 40 g Palacos
Nr. 14	2,0 g Clindamycin + 2,0 g Gentamicin	auf 40 g Palacos
Nr. 16	0,1 g Clindamycin + 0,9 g Gentamicin	auf 40 g Palacos
Nr. 17	0,2 g Clindamycin + 1,8 g Gentamicin	auf 40 g Palacos
Nr. 18	0,3 g Clindamycin + 2,7 g Gentamicin	auf 40 g Palacos
Nr. 19	0,4 g Clindamycin + 3,6 g Gentamicin	auf 40 g Palacos
Nr. 21	0,9 g Clindamycin + 0,1 g Gentamicin	auf 40 g Palacos
Nr. 22	1,8 g Clindamycin + 0,2 g Gentamicin	auf 40 g Palacos
Nr. 23	2,7 g Clindamycin + 0,3 g Gentamicin	auf 40 g Palacos
Nr. 24	3,6 g Clindamycin + 0,4 g Gentamicin	auf 40 g Palacos

Die Klötze der Nummern 15 und 20 wurden zu anderen Zwecken, die nicht mit dieser Arbeit zusammenhängen, verwendet.

ANHANG 2/2   TABELLE 6

Gewichte der Prüfklötze Teil II (g)

Mischung	Serie a	Serie b
Nr. 1	1,50	1,50
Nr. 2	1,55	1,55
Nr. 3	1,45	1,50
Nr. 4	1,50	1,45
Nr. 5	1,50	1,40
Nr. 6	1,40	1,50
Nr. 7	1,45	1,50
Nr. 8	1,50	1,55
Nr. 9	1,45	1,60
Nr. 10	1,50	1,50
Nr. 11	1,30	1,40
Nr. 12	1,45	1,50
Nr. 13	1,50	1,40
Nr. 14	1,50	1,45
Nr. 16	1,50	1,35
Nr. 17	1,50	1,40
Nr. 18	1,55	1,40
Nr. 19	1,40	1,50
Nr. 21	1,40	1,50
Nr. 22	1,40	1,45
Nr. 23	1,50	1,40
Nr. 24	1,50	1,50

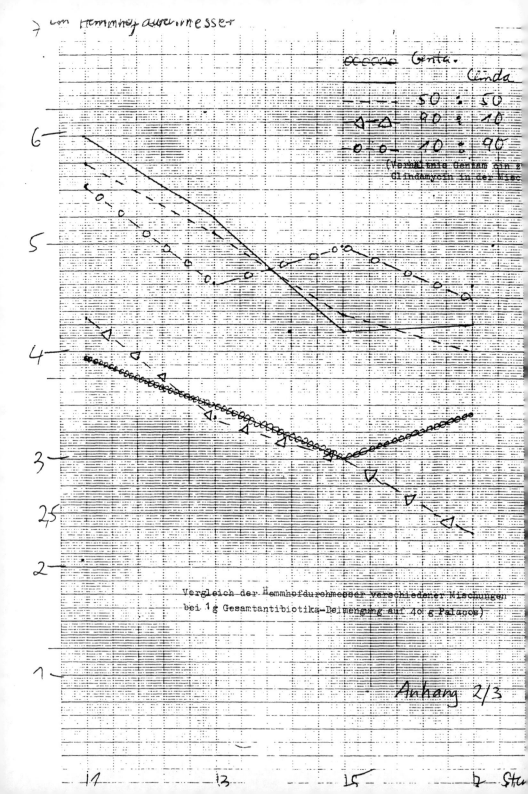

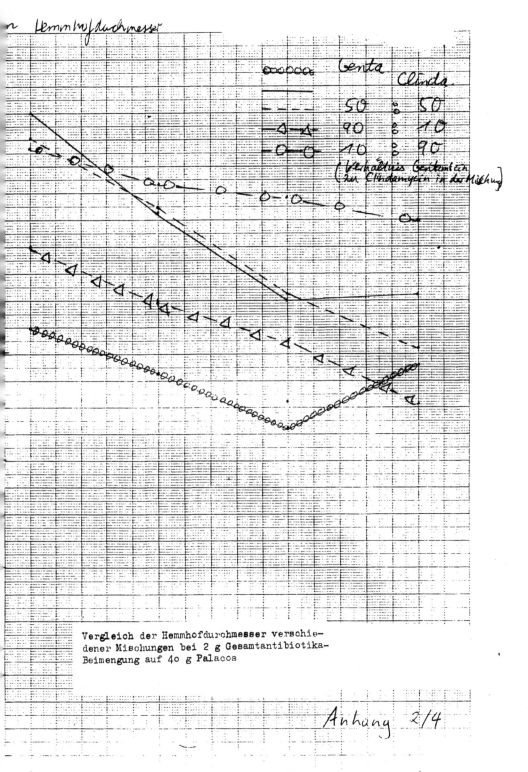

Vergleich der Hemmhofdurchmesser verschiedener Mischungen bei 2 g Gesamtantibiotika-Beimengung auf 40 g Palacos

Anhang 2/4

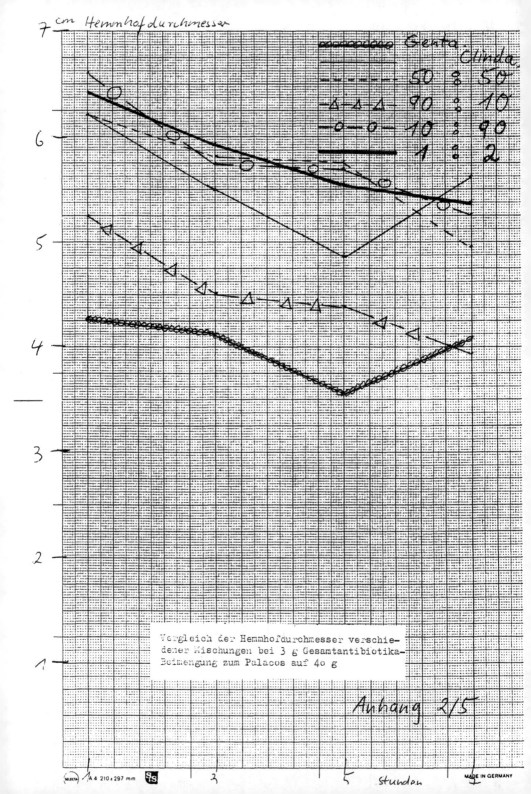

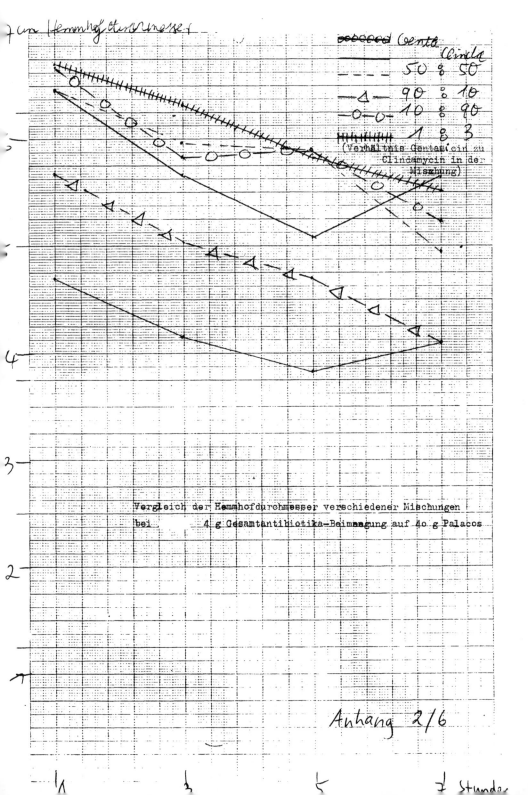

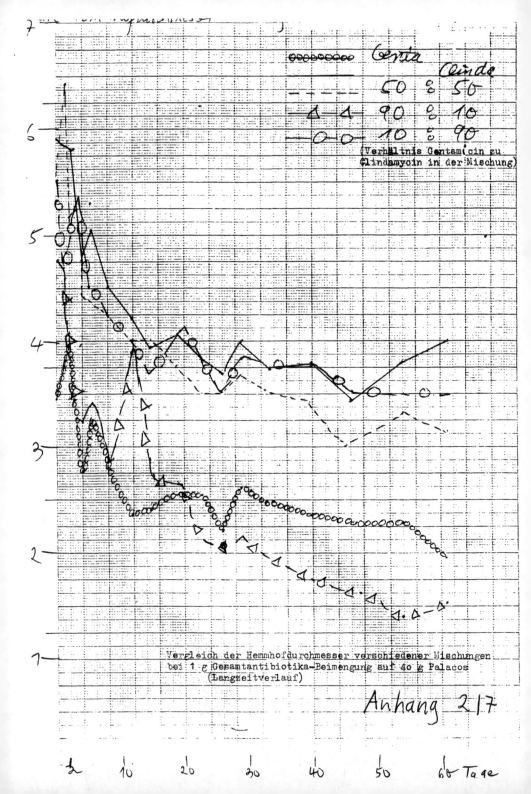

Vergleich der Hemmhofdurchmesser verschiedener Mischungen bei 1 g Gesamtantibiotika-Beimengung auf 40 g Palacos (Langzeitverlauf)

Anhang 2/7

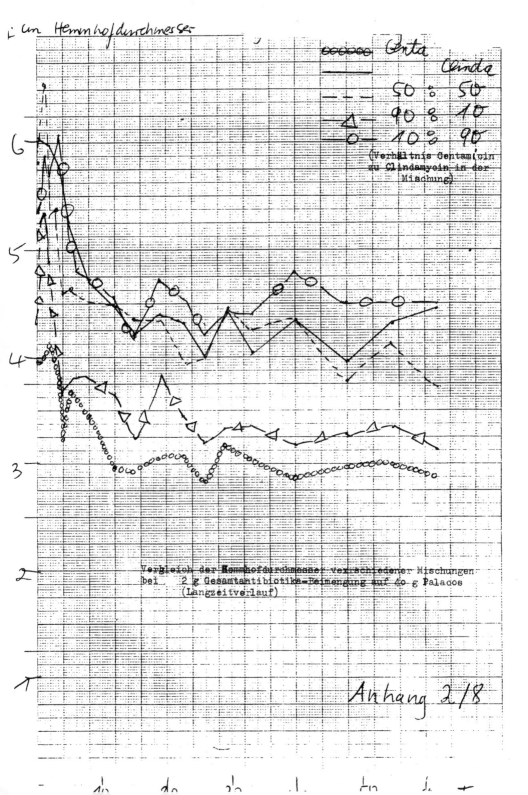

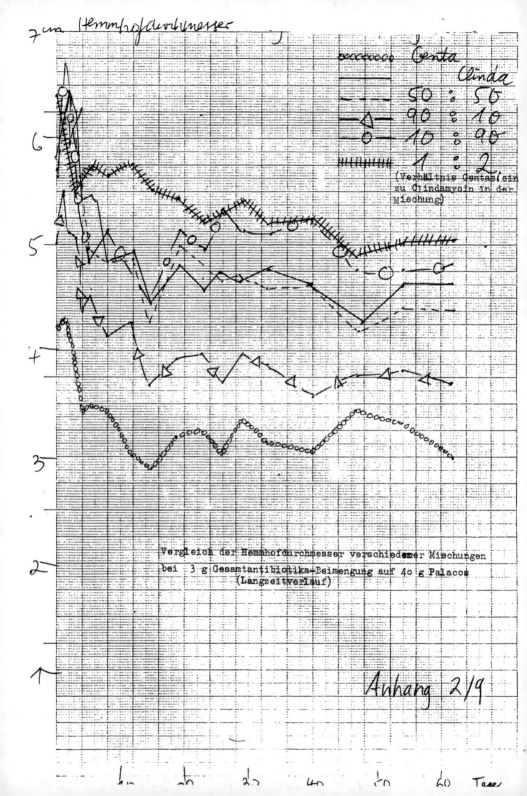

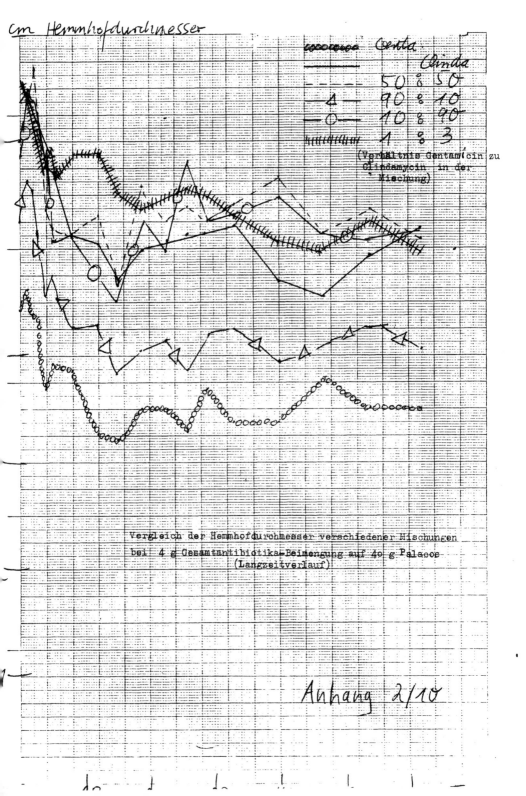

ANHANG 3/1   TABELLE 7

Ausscheidungsdauer und -Menge sowie Nachweisbarkeit von Gentamicin und Clindamycin in Serum, Drainageflüssigkeit und Urin

Patient	Über Palacos eingegebenes Gentamicin/ Clindamycin (mg)	Gentamicin/ Clindamycin bezogen aufs Körpergewicht (mg/kg)	Drainage Nachweis Gentamicin/ Clindamycin	Im Serum Gentamicin Clindamycin nachgewiesen bis zum x-ten postoperativen Tag
Fr.B.	696/2868	/	1. und 2. Tag +/+ 3. Tag +/-	2. (ab 7. Tag Bactrim)
E. Scg.	1092/4500	18,2 / 75,0	+/+	1. (ab 2. Tag Binotal)
H.	665/2737	7,4 / 30,4	+/+	8. / 126.
B.	538/2200	5,4 / 22,4	+/+	117./117.
R.D.	1820/7500	35,0 / 144,2	+/+	43. / 43.
S.	834/3454	11,0 / 45,4	+/+	39. / 39. (ab 40. Tag Binotal)
H.Sch.	791/3259	10,3 / 42,3	+/+	23. / 23.

ANHANG 3/2　　　　　　　　　　　　　　T A B E L L E　8

Ausscheidungsdauer und -Menge sowie Nachweisbarkeit von Gentamicin und Clindamycin in Serum, Drainageflüssigkeit und Urin

Patient	Im Urin Gentamicin/ Clindamycin nachgewiesen bis zum x-ten postoperativen Tag	Ausscheidung über Drainagen Gentamicin/ Clindamycin (mg)	Ausscheidung über den Urin innerhalb der ersten 7 postop. Tage Gentamicin/Clindamycin (mg)	Gesamtausscheidung innerhalb der ersten 7 postoperativen Tage Gentamicin/Clindamycin (mg)
Fr.B.	7. / 7. (dann Bactrim)	45,6 / 4,4	142,6 / 15,0	188,2 / 19,4
E.Sch.	1. / 1. (dann Binotal)	52,5 / 57,2	10,7 / 2,3 (nur bis 1. Tag)	63,2 / 59,5 (bis 1. Tag)
H.	126. / 126.	35,4 / 16,7	82,1 / 21,8	117,5 / 38,5
B.	343. / 343. (dann erneute Operation)	62,1 / 9,0	275,2 / 25,2	337,3 / 34,2
R.D.	234. / 234. (Ende der Studie)	34,9 / 3,5	664,0 / 11,9	698,9 / 15,4
S.	53. / 53. (dann Binotal)	2,4 / 4,3	61,5 / 18,1	63,9 / 22,4
H.Sch.	223. / 223. (Ende der Studie)	16,5 / 15,2	69,2 / 16,6	85,7 / 31,8

ANHANG 3/3   TABELLE 9

- in Klammern ( ): hochgerechnete Werte unterhalb der standardisierten MHK -

Patient		Mengen (ml)	Clindamycin	Gentamicin (mg / l)
B.	Serum 5' p.o.		0	(0,53)
	Serum 10' p.o.		(0,009)	(0,72)
	Serum 30' p.o.		(0,007)	(0,46)
	Serum 1 h p.o.		0	7,39
	Serum 3 h p.o.		0	10,70
	Serum 5 h p.o.		0	8,89
	Serum 1. Tag		0	6,14
	Serum 2. Tag		0	1,56
	Drain 1. Tag	1040	2,88	32,50
	Drain 2. Tag	201	6,97	58,80
	Drain 3. Tag	/	0	3,52
	Urin 1. Tag	1000	3,87	9,23
	Urin 2. Tag	1250	2,21	35,00
	Urin 3. Tag	1500	1,23	21,63
	Urin 4. Tag	3000	0,64	10,70
	Urin 5. Tag	1400	1,47	7,96
	Urin 6. Tag	1500	1,34	6,37
	Urin 7. Tag	1300	0,41	3,39
	———————— Bactrim			
E.Sch.	Serum 5' p.o.		(0,04)	(0,60)
	Serum 10' p.o.		(0,03)	(0,69)
	Serum 30' p.o.		(0,06)	(0,93)
	Serum 1 h p.o.		(0,19)	1,88
	Serum 3 h p.o.		0,21	3,79
	Serum 5 h p.o.		0,23	3,94
	Serum 1. Tag		0,23	1,56

ANHANG 3/4

Patient			Mengen (ml)	Clindamycin	Gentamicin (mg / l)
Forts.	Drain	1. Tag	350	77,71	82,06
E.Sch.	Drain	2. Tag	160	187,80	148,40
	Urin	1. Tag	1295	1,75	8,26
			Binotal		
R.H.	Serum	5' p.o.		0	4,74
	Serum	10' p.o.		(0,008)	2,72
	Serum	30' p.o.		(0,007)	3,79
	Serum	3 h p.o.		(0,007)	3,27
	Serum	5 h p.o.		(0,19)	2,62
	Serum	1. Tag		(0,15)	(0,62)
	Serum	2. Tag		(0,14)	(0,31)
	Serum	3. Tag		(0,11)	(0,12)
	Serum	4. Tag		(0,05)	(0,19)
	Serum	8. Tag		(0,12)	(0,35)
	Serum	126. Tag		(0,06)	0
	Drain	1. Tag	570	26,17	61,01
	Drain	2. Tag	163	10,83	3,66
	Urin	1. Tag	2100	3,65	14,93
	Urin	3. Tag	1300	2,42	11,11
	Urin	4. Tag	1300	1,42	4,57
	Urin	5. Tag	1500	1,34	4,09
	Urin	6. Tag	980	1,55	3,94
	Urin	7. Tag	1500	1,65	3,94
	Urin	15. Tag		0,75	3,27
	Urin	18. Tag		0,52	4,09
	Urin	22. Tag		0,39	2,26
	Urin	26. Tag		0,23	1,45
	Urin	29. Tag		0,49	2,26
	Urin	39. Tag		(0,08)	1,88

ANHANG 3/5

Patient			Mengen (ml)	Clindamycin	Gentamicin (mg / l)
Forts.	Urin	46. Tag		(0,06)	(0,60)
R.H.	Urin	53. Tag		(0,16)	1,30
	Urin	59. Tag		(0,15)	1,74
	Urin	66. Tag		(0,10)	(0,57)
	Urin	70. Tag		0,20	1,81
	Urin	77. Tag		(0,12)	1,04
	Urin	84. Tag		(0,10)	2,02
	Urin	91. Tag		(0,10)	1,59
	Urin	98. Tag		0,22	3,27
	Urin	105. Tag		0,23	2,93
	Urin	119. Tag		(0,13)	1,81
	Urin	126. Tag		(0,11)	1,34

─────────── Wechsel der 2. Hüftendoprothese ───────────

Patient			Clindamycin	Gentamicin
H.B.	Serum	5' p.o.	0,22	16,7
	Serum	10' p.o.	(0,17)	8,26
	Serum	30' p.o.	(0,19)	8,89
	Serum	1 h p.o.	(0,15)	3,66
	Serum	3 h p.o.	(0,13)	3,52
	Serum	5 h p.o.	(0,13)	3,04
	Serum	1. Tag	(0,09)	(0,53)
	Serum	2. Tag	(0,07)	(0,11)
	Serum	3. Tag	(0,13)	(0,11)
	Serum	4. Tag	(0,13)	(0,18)
	Serum	5. Tag	(0,19)	(0,23)
	Serum	6. Tag	(0,13)	(0,10)
	Serum	7. Tag	(0,12)	(0,13)
	Serum	11. Tag	(0,13)	(0,07)
	Serum	15. Tag	(0,05)	0
	Serum	18. Tag	(0,15)	0
	Serum	106. Tag	(0,06)	0
	Serum	117. Tag	(0,25)	(0,004)

A N H A N G 3/6

Patient			Mengen (ml)	Clindamycin	Gentamicin (mg / l)
Forts.	Drain	1. Tag	430	15,41	110.40
H.B.	Drain	2. Tag	110	21,94	132,80
	Urin	1. Tag	2900	8,07	82,06
	Urin	2. Tag	2200	1,00	20,80
	Urin	3. Tag	1600	1,75	11,96
	Urin	4. Tag	800	1,80	31,33
	Urin	5. Tag	1600	0,89	7,12
	Urin	6. Tag	1250	0,56	4,40
	Urin	7. Tag	1250	0,40	3,39
	Urin	11. Tag	1500	0,22	2,26
	Urin	15. Tag	2200	(0,06)	47,08
	Urin	18. Tag	2150	(0,15)	2,52
	Urin	28. Tag	(1250)	0,64	9,94
	Urin	35. Tag		(0,13)	10,70
	Urin	42. Tag		0,41	5,49
	Urin	51. Tag		0,16	4,24
	Urin	58. Tag		0,23	3,66
	Urin	65. Tag		1,00	36,33
	Urin	72. Tag		1,27	36,33
	Urin	89. Tag		(0,16)	5,70
	Urin	98. Tag		(0,13)	2,62
	Urin	106. Tag		(0,13)	3,04
	Urin	117. Tag		1,30	11,11
	Urin	135. Tag		0,40	10,70
	Urin	159. Tag		0,50	26,00
	Urin	197. Tag		0,32	1,59
	Urin	220. Tag		0,05	1,39
	Urin	258. Tag		0,05	3,68
R.D.	Serum	5' p.o.		(0,19)	6,61
	Serum	10' p.o.		(0,19)	1,31
	Serum	30' p.o.		(0,19)	5,92

ANHANG 3/7

Patient		Mengen (ml)	Clindamycin	Gentamicin (mg / l)
Forts.	Serum 1 h p.o.		(0,08)	6,14
R.D.	Serum 3 h p.o.		(0,12)	5,70
	Serum 5 h p.o.		(0,06)	3,94
	Serum 1. Tag		(0,06)	1,45
	Serum 2. Tag		(0,06)	(0,43)
	Serum 3. Tag		(0,07)	(0,23)
	Serum 4. Tag		(0,05)	(0,26)
	Serum 5. Tag		(0,05)	(0,62)
	Serum 6. Tag		(0,09)	(0,33)
	Serum 7. Tag		(0,09)	(0,34)
	Serum 8. Tag		(0,05)	(0,31)
	Serum 10. Tag		(0,12)	(0,29)
	Serum 13. Tag		(0,15)	(0,40)
	Serum 14. Tag		(0,17)	(0,48)
	Serum 20. Tag		(0,08)	(0,08)
	Serum 23. Tag		(0,05)	(0,07)
	Serum 27. Tag		(0,48)	(0,20)
	Serum 30. Tag		(0,39)	(0,24)
	Serum 43. Tag		(0,05)	(0,09)
	Drain 1. Tag	150	22,60	231,50
	Drain 2. Tag	20	4,62	10,70
	Urin 1. Tag	2900	1,75	154,00
	Urin 2. Tag	1200	1,70	123,30
	Urin 3. Tag	700	1,80	25,10
	Urin 4. Tag	650	1,16	15,50
	Urin 5. Tag	900	1,19	11,96
	Urin 6. Tag	750	1,12	27,01
	Urin 7. Tag	700	1,19	15,50
	Urin 8. Tag		1,30	14,39
	Urin 13. Tag	1500	1,12	10,31
	Urin 14. Tag	1600	0,34	4,57

ANHANG 3/8

Patient			Mengen (ml)	Clindamycin	Gentamicin (mg / l)
Forts.	Urin	20. Tag		0,89	7,39
R.D.	Urin	23. Tag		0,41	1,95
	Urin	27. Tag		0,41	1,95
	Urin	30. Tag		0,46	2,72
	Urin	43. Tag		0,38	3,15
	Urin	49. Tag		1,55	6,16
	Urin	55. Tag		1,91	12,88
	Urin	76. Tag		0,57	5,92
	Urin	82. Tag		1,38	8,89
	Urin	90. Tag		0,47	(0,14)
	Urin	97. Tag		0,45	5,49
	Urin	115. Tag		0,57	8,85
	Urin	146. Tag		0,80	5,40
	Urin	166. Tag		0,45	7,12
	Urin	196. Tag		0,20	2,93
	Urin	234. Tag		0,62	5,92
H.Sch.	Serum	5' p.o.		(0,15)	2,26
	Serum	10' p.o.		(0,16)	1,81
	Serum	30' p.o.		(0,18)	3,04
	Serum	1 h p.o.		(0,17)	1,81
	Serum	3 h p.o.		0,25	2,62
	Serum	5 h p.o.		0,22	2,10
	Serum	1. Tag		(0,19)	1,45
	Serum	2. Tag		(0,13)	(0,40)
	Serum	3. Tag		(0,16)	1,31
	Serum	4. Tag		(0,14)	(0,10)
	Serum	5. Tag		1,91	1,88
	Serum	6. Tag		(0,09)	(0,08)
	Serum	7. Tag		(0,08)	(0,10)
	Serum	9. Tag		(0,08)	(0,18)
	Serum	13. Tag		(0,05)	(0,06)

A N H A N G 3/9

Patient		Mengen (ml)	Clindamycin	Gentamicin (mg / l)
Forts.	Serum 16. Tag		0,32	(0,18)
H.Sch.	Serum 20. Tag		0,32	(0,10)
	Serum 23. Tag		0,23	(0,14)
	Drain 1. Tag	200	57,91	73,43
	Drain 2. Tag	60	59,63	30,19
	Urin 1. Tag	1500	5,04	22,45
	Urin 2. Tag	2700	0,72	5,70
	Urin 3. Tag	1600	0,64	3,66
	Urin 4. Tag	1700	0,56	(0,89)
	Urin 5. Tag	1000	0,77	1,68
	Urin 6. Tag	950	3,06	8,26
	Urin 7. Tag	1150	0,54	(0,77)
	Urin 9. Tag		0,44	(0,62)
	Urin 15. Tag		0,20	1,74
	Urin 16. Tag	1200	(0,11)	1,08
	Urin 20. Tag		0,27	(0,69)
	Urin 34. Tag		0,52	1,88
	Urin 41. Tag		1,70	11,11
	Urin 48. Tag		0,34	8,89
	Urin 55. Tag		0,28	3,05
	Urin 62. Tag		0,23	7,96
	Urin 69. Tag		0,38	3,04
	Urin 76. Tag		0,24	2,93
	Urin 84. Tag		(0,16)	3,04
	Urin 90. Tag		0,23	3,66
	Urin 101. Tag		(0,11)	1,08
	Urin 133. Tag		(0,11)	2,26
	Urin 154. Tag		(0,13)	2,62
	Urin 185. Tag		(0,07)	2,62
	Urin 223. Tag		(0,03)	1,16

ANHANG 3/10

Patient		Mengen (ml)	Clindamycin	Gentamicin (mg / l)
H.S.	Serum 10' p.o.		0,44	(0,80)
	Serum 30' p.o.		0,36	1,31
	Serum 1 h p.o.		0,33	1,45
	Serum 3 h p.o.		0,36	1,88
	Serum 5 h p.o.		0,38	1,34
	Serum 1. Tag		0,36	1,31
	Serum 2. Tag		(0,22)	(0,22)
	Serum 4. Tag		(0,17)	(0,14)
	Serum 5. Tag		(0,19)	(0,13)
	Serum 6. Tag		(0,15)	(0,09)
	Serum 7. Tag		(0,18)	(0,14)
	Serum 14. Tag		(0,09)	(0,08)
	Serum 18. Tag		(0,06)	(0,08)
	Serum 21. Tag		(0,18)	(0,29)
	Serum 25. Tag		(0,18)	(0,31)
	Serum 28. Tag		(0,13)	(0,21)
	Serum 32. Tag		(0,11)	(0,21)
	Serum 39. Tag		(0,12)	(0,17)
	Drain 1. Tag	200	20,09	11,69
	Drain 2. Tag	50	(0,14)	(0,20)
	Urin 1. Tag	1200	1,12	6,86
	Urin 2. Tag	3500	0,36	2,52
	Urin 3. Tag	3700	0,36	1,88
	Urin 4. Tag	1200	8,78	4,09
	Urin 5. Tag	1500	1,06	13,87
	Urin 6. Tag	700	0,36	2,34
	Urin 7. Tag	1200	0,62	3,27
	Urin 11. Tag	800	0,27	1,40
	Urin 14. Tag	2000	0,31	2,02
	Urin 18. Tag	1500	0,20	(0,89)
	Urin 21. Tag	1600	0,27	10,31

A N H A N G 3/11

Patient		Mengen (ml)	Clindamycin	Gentamicin (mg / l)
Forts.	Urin 25. Tag	1200	0,45	18,65
H.S.	Urin 28. Tag	2800	0,21	9,94
	Urin 32. Tag	600	0,37	31,33
	Urin 39. Tag		(0,18)	5,49
	Urin 47. Tag	900	(0,14)	4,24
	Urin 53. Tag		(0,06)	(0,72)

——————— danach wegen Bronchitis Binotal ———————

ANHANG 4

LEBENSLAUF DES VERFASSERS

Am 12.7.1952 wurde ich in Hamburg Ottensen als Kind einer Ärztin und eines Genealogen geboren.

Nach Abschluß des Gymnasiums studierte ich in Hamburg Humanmedizin und arbeitete nach meiner Approbation in der ENDO-Klinik, einer Spezialklinik für Endoprothetik. Im Verlauf meiner dortigen Tätigkeit wurde mir die Bedeutung des Absenkens der Infektionshäufigkeit auf einen möglichst geringen Prozentsatz vor Augen geführt.

Wichtige Anregungen für meine Arbeit verdanke ich Herrn Prof. H. Lodenkämper, welcher 1982 vor Abschluß der Dissertation leider verstarb.

LITERATURVERZEICHNIS

1. Engelbrecht, H.
   Über die Wirksamkeit einiger Antibiotika nach Vermischung mit Knochenzementen
   Med. Diss., Hamburg 1973

2. Piper, H.C.
   Über antibakterielle Eigenschaften einiger Antibiotika nach Vermischung mit Knochenzementen
   Med. Diss., Hamburg 1974

3. Buchholz, H.W.
   Über die Depotwirkung einiger Antibiotika bei Vermischung mit dem Kunstharz Palacos
   Der Chirurg, 41/11, 511, (1970)

4. Hessert, G.R.
   Antibiotische Wirksamkeit von Mischungen des Polymethylmethacrylates mit Antibiotika
   Arch. orthop. Unfall-Chir. 68, 249-254 (1979)

5. Buchholz, H.W.
   Die tiefe Infektion, ein zentrales Problem der Gelenkersatzoperationen
   Mat. Med. Nordm. 25 (1973), 1

6. Lodenkämper, H.
   Gefahren und Prophylaxe bei den alloarthroplastischen Operationen aus der Sicht des Bakteriologen
   Wiss. Sitzung, ENDO-Klinik Hamburg
   Jan. 1981, 54-58

7. Ruckdeschel, R.
   Quantitative in-vitro-Untersuchungen zur Frage der Gentamicinabgabe aus PMMA-Blöcken
   Arch. orthop. Unfall-Chir. 74, 291-330 (1973)

8. Stöhr, Chr.
   Langzeitbeobachtung beim Menschen über die Freisetzung von Gentamicin aus Palacos-R
   Vortrag 1. Int. Kongress f. Prothesentechnik und funktionelle Rehabilitation, Wien 1973

9. Lodenkämper, H.
   Über die Ausscheidung von Antibiotika aus dem Knochenzement Palacos
   Z. Orthop. 120 (1982)

10. Trompa, K.
    Über die Ausscheidung verschiedener Antibiotika - einzeln und
    in Kombination - aus dem Knochenzement Palacos
    R. Med. Diss. 1981, Hamburg

11. Barop, H.
    Über antibakterielle Eigenschaften einiger Antibiotika nach
    ihrer Vermischung mit dem Knochenzement Palacos
    Med. Diss, Hamburg 1974

12. Elson, R.
    Antibiotic-loaded acrylic cement
    J. Bone Jt. Surg. 59-B, 200, 1977

13. Wahlig, H.
    Experimentelle und klinische Untersuchungen zur Freisetzung von
    Gentamicin aus einem Knochenzement
    Chirurg, 43, 441-445

14. Mombelli, G.
    Antibiotikakombinationen
    Schweiz. Rundschau Med. (Praxis) 70, 1981

15. Wannske, M.
    Antibiotikaabgabe aus Knochenzement im Tierexperiment
    Chirurg. Forum 76/60

16. Adam, D.
    Zur Kombination von Clindamycin mit Beta-Laktam-Antibiotika und
    Aminoglykosiden
    Arzneimittelforschung, 31 (II), Nr. 8 (1981)

17. Chow, A.
    Clindamycin plus Gentamicin as expectant therapy for presumed
    mixed infections
    CMA Journal, 12/1976, Vol. II

18. Levin, P.D.
    The Effectiveness of various Antibiotics in Methyl-Methacrylate
    J. Bone and Joint Srg. 57 (1975)

19. Gartenmann, W.P.
    Antibiotica in Bone Cement
    Vortrag 3. Int. Symp. on Topical Problems in Orthop. Surgery,
    Nimwegen 1971

20. Merck, E.
    Antibiotika-Spektrum 4/81
    Darmstadt

21. Nicholas, P.
    Clindamycin-Konzentration im menschlichen Knochengewebe
    Antimicrob. Ag. and Chemotherapy 8/2, 220-221 (1975)

22. Sutter, V.L.
    Empfindlichkeit anaerober Bakterien auf 23 Antibiotika
    Antimicrob. Agents and Chemother. 10(4), 736-752 (1976)

23. Apfelbaum, P.C.
    Empfindlichkeit anaerober Bakterien gegenüber zehn anti-
    mikrobiellen Substanzen
    Antimicrob. Agents and Chemother. 14, 171-376 (1978)

24. Stürmer, K.M.
    Mikrobiologische und histologische Untersuchungen über die
    Anreicherung des Antibiotikums Clindamycin im gesunden,
    infizierten und sequestrierten Knochen bei 41 Patienten
    Unfallheilkunde 84, 265-277 (1981)

25. Hupfauer, W.
    Die Temperaturentwicklung verschiedener Knochenzemente wäh-
    rend des Abhärtungsvorganges
    Arch. orthop. Unfall-Chir. 72, 174-84 (1972)

26. Klein, P.
    Bakteriologische Grundlagen der chemotherapeutischen Labora-
    toriumspraxis

27. Fass, R.
    Interaction of Clindamycin and Gentamicin in Vitro
    Antimicrob. Agents and Chemother. 11/1974, 582-587

28. Okubadejo, O.A.
    Journal of Antimicrob. Chemotherapy, 403-409 (1975)

29. Zinner, St.
    Effect of Clindamycin on the in Vitro Activity of Amicacin
    and Gentamicin Against Gram-Negative Bacilli
    Antimicrob. Agents and Chemother. 4/1976, 661-664

30. Meyers, B.R.
    Microbiological and pharmacological behaviour of 7-chloro-
    lincomycin
    Applied Microbiol. 17/653-657 (1969)

31. Hunter, G.
    The natural history of the patient with an infected total hip
    replacement
    J. Bone Jt. Surg. 59-B, 193 (1977)

32. Mc Laughlin, J.E.

    Clinical and Laboratory Evidence for Inactivation of Gentamicin by Carbenicillin
    The Lancet, 2/1971, 261-264

33. Fass, R.

    Treatment of Mixed Bacterial Infections with Clindamycin and Gentamicin
    The Journal of Infectious Diseases, Vol. 135 - Supplement 3/1977

34. Heilmeyer, W.

    Antibiotika-Fibel, Stuttgart: Thieme 1969

35. Baker, C.N.; Thornsberry, C.; Facklam, R.R.

    Synergism, Killing Kinetics, and Antimicrobial Susceptibility of Group A and B Streptococci
    Antimicrob. Agents Chemother. 19/5, 716-725 (1981)

36. Brown, R.D.; Taylor, P.

    The Influence of Antibiotics on Agonist Occupation and Functional States of the Nicotinic Acetylcholine Receptor
    Mol. Pharmacol 23/1, 8-16 (1983)

37. Fesce, E.; Tittobello, A.; Cambielli, M.

    Use of Gentamicin to Prevent Intestinal Side Effects of Lincomycin Therapy
    Int. J. Clin. Pharmacol. Biopharm. 11/11, 495-502 (1978)

38. Friedrich, B., Kaufner, H.-K.

    Infektionen nach Osteosynthesen an Ober- und Unterschenkel
    Chirurg 46, 160-163 (1975)

39. Gelber, R.H.; Borchardt, K.A.; Crull, S.L.

    Synergistic Therapy for Listeria Endocarditis; Case Report
    Mil. Med. 145/10, 704 (1980)

40. Klastersky, J.

    Combinations of Antibiotics for Therapy of Severe Infections in Cancer Patients
    Eur. J. Cancer 15/Suppl., 3-13 (1979)

41. Klastersky, J.; Zinner, S.H.

    Combinations of Antibiotics for Therapy of Severe Infections in Cancer Patients
    Infection 8/5, 229-234 (1980)

42. Michel, J.; Jacobs, J.Y.; Sacks, T.

    Bactericidal Effect of Combinations of Antimicrobial Drugs and Antineoplastic Antibiotics Against Gram-Negative Bacilli
    Antimicrob. Agents Chemother. 16/6, 761-766 (1979)

43. Modde, H.

    Klinisch-mikrobiologische Aspekte der Osteomyelitis-Therapie
    Schweizer Rundschau Med. (Praxis) 26, 879-881 (1971)

44. Rodriguez, A.; Olay, T.; De Vicente, M.V.

    Synergic Activity of Fosfomycin in Association with Other Antibacterial Agents: A Review
    Drugs Exp. Clin. Res. 6/4, 281-288 (1980)

45. Rozenberg-Arska, M.; Fabius, G.Th.I.; Beens-Dekkers, M.A.A.J.

    Antibiotic Sensitivity and Synergism of 'Penicillin-Tolerant' Stphylococcus Aureus
    Chemotherapy (Basel) 25/6, 352-355 (1979)

46. Williams, J.D.

    Chemotherapeutic Possibilities in Difficult-To-Treat Infections
    Infection 8/6, 309-313 (1980)